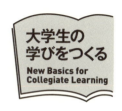

大学生の
学びをつくる
New Basics for
Collegiate Learning

共に生きるための
障害福祉学
入門

結城俊哉 編

大月書店

はじめて本書を読む皆さんへ

> 「厳しい心を持たずに生きのびてはいけない。
> 優しくなれないようなら，生きるに値しない」
> （レイモンド・チャンドラー『プレイバック』村上春樹訳，早川書房）

　本書を手にとってくださった皆さんに，まずは「『共に生きるための障害福祉学入門』へようこそ！」と歓迎の言葉をかけたい。

　本書は，福祉系大学などで，はじめて障害者福祉を学ぶ学生に向けた入門書として書かれている。さらに，障害者支援の現場でケアの担い手として働く方々にも，「基本の学び直し」ができる本をめざしている。

　皆さんも，街なかで電動車いすに乗った障害者や，白杖を使って点字パネルの上を歩く視覚障害者と出会ったことがあるだろう。聴覚障害のある人どうしが手話を使って会話をするのを見かけたこともあるかもしれない。そうした障害のある人々と出会ったとき，どのような気持ちを抱いただろうか。

　たとえば「障害をもって生きることは，自分たちより大変な毎日なのだろうな」と同情したり，「何か困っていたら手を貸してあげたい（でも，具体的にはどうしたらいいんだろう）」と悩んだかもしれない。反対に，「なんだか大変そうだから，できるだけかかわらないようにしておこう」といった気持ちを抱くこともあったかもしれない。

　本書は，そのようなさまざまな感情や考え方をもつ人がいることを前提に，まず「障害とは何なのか」を，一から考えるところから始まっている。できるだけわかりやすさをめざしたつもりだが，読みながらときには立ち止まり，自分自身の中の戸惑いやわからなさと正直に向き合って，そこから「問い」を立て，また考えながら読み進むことも必要となるだろう。そうして障害や

3

障害者についての理解を深め，さらに自分なりの関心や興味をもって，発展的な学びに進んでもらえることを視野に入れた，最初の一歩の書なのである。

　本書のタイトル「共に生きるための障害福祉学入門」について説明しておきたい。「障害者福祉学」ではなく「障害福祉学」とした理由は，「障害」はその人自身ではなく，その人の「個性（特性）のひとつ」であると理解することに比重を置いたからである。そして，その個性（＝障害）ゆえに，コミュニティ（地域社会）の中で「何らかの生きづらさ」を感じていることを，社会問題として福祉的視点から論じることを本書の中では強調している。

　「共に生きるための」には，私たちが「共に生きる」ことが簡単なことならば，この世界／社会から差別や偏見，虐待，はては戦争も，とうの昔になくなっているはずなのに，そうはなっていない現実の困難さに挑戦する気持ちを込めている。

　本書は，障害当事者を含めた誰もが「人間らしい健康で文化的な生活」を営むことのできる基本的人権を保障された，「共に生きる社会」の実現という目標に向かって進むための里程標として，経年劣化することのない「原論」をめざしている。

　おそらく，数多く刊行されている国家試験対策用の『障害者福祉論』のテキストのような要素は詰め込まれていない。けれども，国家試験の問題への解答を導き出す手がかり（アリアドネの糸）[1]が，実はさまざまな形で置いてあることは，読んでいただければわかるはずだ。

　本書前半の第1章〜第3章は，障害福祉分野の基礎を学ぶ総論部分であり，後半の第4章〜第7章は，障害者の生活問題（課題）をめぐる各論である。しかし第1章から順に読まなければ次が理解できないというものではなく，関心をもった章から読み始めて構わない。自分の中にある疑問（「問い」や「謎」）を解くことに関係のありそうな部分から読み進めてもらえればよい。

　そして，最近注目され始めたばかりで，今後より深く掘り下げる必要があ

るテーマや，現時点ではまだ結論が出ない現在進行形の内容は，コラム「学びの展開」で紹介した。あわせて示した関連図書も手がかりに，ここでの学びを読者の皆さんがさらに発展させることを期待してやまない。

　この序文の冒頭に掲げた2行は，有名なハードボイルド小説の一節である。障害福祉学のテキストの冒頭に，小説の台詞が引用してあることに疑問や違和感をおぼえた読者は，ぜひ本書を最後まで読み通していただきたい。本書を読み終えたとき，あるいはその後しばらくしてから突然，その意味がわかるかもしれない。登山に例えるなら，足元に注意を払いながら一歩ずつ歩き続けているうちに，突然，視界が開けてくる。本書が皆さんに伝えたい学びの快楽とは，そのようなものだ。

　本書を企画し編集するなかで，編者自身，初学者向けの入門書を書くという仕事が，実はかなり困難でタフな作業だということを痛感した。出版まで伴走してくださった大月書店編集部の岩下結氏にあらためて深く感謝します。

2018年2月　　　　　　　　　　　　　　　　　　編者　結城俊哉

---

(1) アリアドネの糸とは，ギリシャ神話の中で，クレタ島の王ミノスの娘アリアドネが，怪物（ミノタウロス）退治に迷宮（ラビリンス）に入る勇士テセウスに脱出用の糸を与えたことから，難問を解決する鍵を意味する。

目 次

はじめて本書を読む皆さんへ　3

I 基礎編

第1章 障害福祉学の基本となるもの
——障害概念と障害者福祉理念の歴史的展開 （結城俊哉）……12

はじめに………………………………………………………12
1. 「障害」とは何か——障害の定義をめぐる動向を読み解きながら 13
2. 障害者福祉理念の歴史的展開
　——「国際障害者年」以前と,「障害者の権利条約」のある現在 … 16
3. 障害を構造的に理解する
　——国際障害分類（ICIDH）から国際生活機能分類（ICF）へ … 25
4. 「医学モデル」から「社会モデル」への
　視点の転換の意味………………………………………27
5. 「障害者の権利条約」と日本 ………………………30
おわりに——「障害者の権利条約」がもたらした障害福祉学の原点 34

第2章 障害者の生活とニーズから見えてくるもの
（平野方紹）………………………………………37

はじめに………………………………………………………37
1. 障害者は「マイノリティ」「特別な存在」か………38
2. 障害者は何を求めているのか——障害者のニーズを考える 43
3. 障害者の「生きづらさ」はなぜ生まれるのか ……59

第3章 障害者福祉をめぐる法律・制度
　　　──日本の障害者福祉の制度・施策の変遷が意味すること
　　　（中野加奈子）・・・ 62

　はじめに・・・ 62
　1.「身体障害者福祉法」成立までの経緯 ・・・・・・・・・・・・・・ 63
　2. 知的障害をめぐる法制度の展開 ・・・・・・・・・・・・・・・・・・・ 66
　3.「障害者基本法」成立までの経緯・・・・・・・・・・・・・・・・・・・ 74
　4. 精神障害者をめぐる法制度の展開 ・・・・・・・・・・・・・・・・・ 79
　5.「障害者自立支援法」がもたらした矛盾 ・・・・・・・・・・・ 85
　6.「障害者差別解消法」の成立が意味すること・・・・・・・・ 90

Ⅱ　**課題編**

第4章 障害者の自立生活運動と当事者支援
　　　──障害者の自立問題と，当事者主権を支える生活支援の
　　　基本原則（結城俊哉）・・・・・・・・・・・・・・・・・・・・・・・・・・・・・・・・・・ 96

　はじめに──障害者の「自立生活問題」と「当事者主権」を
　　　取り上げる理由 ・・・・・・・・・・・・・・・・・・・・・・・・・・・・・・・・・・・・・ 96
　1. 障害者の自立問題の起源と歴史 ・・・・・・・・・・・・・・・・・・・ 97
　2. CILの基本理念と今日的課題・・・・・・・・・・・・・・・・・・・・・ 103
　3. 障害者の自立を妨げるものへの挑戦 ・・・・・・・・・・・・・・ 106
　4. 障害者の自立生活の要件定義と支援の視点 ・・・・・・・・ 108
　5. 当事者とは誰なのか──社会的弱者から主権者としての
　　　当事者へ・・・ 111
　おわりに──障害当事者運動の「歴史から学ぶ」ことの意義・・・ 114

　COLUMN　学びの展開①　障害者虐待について考える ・・・・・・・・・・ 118

第5章 **障害者の生活実態と貧困問題**

——貧困・ホームレスの中の障害者問題 (中野加奈子)……… 121

はじめに……………………………………………………… 121

1. ホームレス問題と障害者の生活実態 …………… 122

2. 障害と貧困問題……………………………………… 129

3. 障害と貧困問題をめぐる制度的支援と先駆的実践… 134

おわりに——障害者の貧困問題解決に向けた私たちの課題…… 139

第6章 **知的障害者の加齢と支援の課題**

——老いを生きるかれらにどのように向きあうのか (植田章) … 144

はじめに……………………………………………………… 144

1. 先行研究，調査報告等は何を明らかにしたか …… 146

2. 知的障害者の加齢変化の特徴……………………… 151

3. 事例を通して見えてきた高齢期の支援課題……… 155

おわりに……………………………………………………… 163

COLUMN 学びの展開② 災害と障害者支援 ………………………… 166

第7章 **障害者の就労支援と社会参加** (朝日雅也)……… 169

はじめに……………………………………………………… 169

1. 障害と「働く」こと………………………………… 170

2. 障害者の「働きたい」を支えるソーシャルワークの

必要性……………………………………………… 176

3. 障害者雇用促進法の意義と課題………………… 180

4. 福祉的就労と労働者性…………………………… 189

5. 重度障害者の働く権利を保障する……………… 193

6. 障害のある人の就労支援から導かれるもの……… 194

COLUMN 学びの展開③　障害者のアート活動と社会参加 ………197

資料編　200

　　　① 知的障害者の権利宣言
　　　② 障害者の権利宣言
　　　③ 障害者の権利に関する条約（抄）
　　　④ 障害者基本法（抄）

執筆者一覧　220

I 基礎編

第 1 章

障害福祉学の基本と
なるもの

障害概念と障害者福祉理念の歴史的展開

・・

はじめに

「障害[1]」とは何だろうか。いま，あらためて皆さんと一緒に，その原点を問い直してみたい。それは個人的な問題だろうか。それとも，すべての人にかかわる社会的な問題なのだろうか。

さまざまなメディアを通して，「障害」あるいは「障害者」，ないし「障害のある人」という言葉を目にするだろう。近年では「障害」に代わって「障碍・障がい・しょうがい」などの異なる表記が使われることも増える傾向にある。それはなぜなのだろうか。

読者の中にはこうした違いを意識する人も，気にしたことのない人もいるだろう。「障害」という表記を避ける立場の人によれば，この表記は，「差し障る」「害がある」というネガティブな意味の漢字の組み合わせによって「障害」に負のイメージを与え，対象者にスティグマ（stigma：恥辱，汚名）を与える，というのが主たる理由とされることが多いようだ。

しかし，筆者の知るある障害当事者は，このように語ってくれた。

「障害者の呼び方，表記の仕方なんか，本当は正直，障害当事者にと

12　I　基礎編

っては別にどうだっていいことなんだよ。確かに『精神薄弱』が『知的障害』に，『痴呆症』が『認知症』に，そして『精神分裂病』が『統合失調症』に，という具合に呼び方や診断名称が変わったけど，それで社会の何が変わったの？　障害者である僕らが望んでいることは，呼び方や表記の仕方に気を使う暇があるなら，障害のある僕らにとって迷惑で生きづらさをもたらしている〈社会の中の障害〉という切実で現実的な問題を，なんとかしてほしいだけなんだよ」

　障害当事者から投げかけられたこの言葉の意味を，真正面から受けとめることから始めたい。
　本章では，障害福祉学を学ぶにあたって，まず基礎となる「障害」の概念と，それと深くかかわる障害者福祉理念の歴史的展開を確認する。それを通じて，「障害」とは昔から変わらない概念ではなく，さまざまな当事者の申し立てや社会の認識の変化を通じて陶冶<rt>とうや</rt>されてきたものであることがわかるだろう。

1.「障害」とは何か
──障害の定義をめぐる動向を読み解きながら

（1）　障害概念をとらえる視点

　まずは，「障害とは何か」について考えるための前提条件の検討から始めよう。
　試みに，日本語の「障害」に対応する英語を和英辞典から抜粋してみると，「（物理的な意味での）［邪魔］an obstacle；an impediment；a barrier，［身体の］a

第1章　障害福祉学の基本となるもの　　**13**

disorder ; a disability; a dysfunction……」等と，複数の単語が並んでいる。

「障害」をめぐる言説においては従来から，障害当事者（本人）や障害者（児）と暮らす家族，さらに，障害者および家族への支援を担う者という，それぞれの立場の当事者性や専門性によって，「何を障害とみなすのか」のとらえ方が微妙に，ときにはまったく異なることがあった。

筆者なりの理解で述べるなら，障害の概念とは"手の中の卵"のようなものであり，つねに揺らぐ手の中で温めながら，その育ちを忍耐強く待ち続けるしかない。強く握りすぎると容易に壊れてしまう，脆弱で傷つきやすい（vulnerable）概念が「障害」の本質ではないかと考える。

(2) 「障害とは何か」をめぐる考え方
──「障害個性論」とノーマライゼーション

障害概念をめぐる議論においては，障害の「ネガティブ（負／消極的）な側面」に注目するのか「ポジティブ（正／積極的）な側面」にも着目するのかによって，とらえ方が異なってくる。

障害当事者の立場からは，「障害とは自分の個性（もしくは特性）の一部なのだ」といったかたちで，アイデンティティ（自己同一性）にかかわるものとして語られることがある。これは一般的に「**障害個性論**」と呼ばれる。

障害当事者から「障害は自分の個性だ」と言われた場合，障害者とみなされない側が，その意見に反論する余地はないように感じてしまう。しかし，障害当事者ではない視点で，「障害は個性である」ことを認めた上で「障害とは何か」とその意味を問うことから，障害者と非障害者（健常者）のあいだの溝（距離感）を越えて何か見えてくることがあるのではないか。

たとえば「歩行できないこと」「音が聴こえないこと」「目が見えないこと」「周囲の人とうまくつきあえないこと」といった具体的な障害によって，本人が社会生活上の不自由・不便・不利益を被っているのだとすれば，それ

は「障害という個性」がもたらす「生活のしづらさ」である。つまり，地域社会との関係（接点）において生じる「社会生活上，物理的バリア・制度的バリア，あるいは情報のバリアや偏見・差別といった心のバリアに直面するなかで，なんらかの支援が必要とされる生活問題」であると言える。

　そして，「生活のしづらさ」や「社会の中での生きづらさ」を障害の基本として考えた場合，障害者に限らず，社会的弱者と呼ばれる人々（高齢者・子ども・貧困者・LGBT当事者等を含む社会的少数派集団＝マイノリティ・グループ）に地続きの問題として考えてみることも可能だ。

　その意味で，検討すべき課題には，「障害のある人（障害者）」とはどこの誰のことなのか，障害のある人たちの生活を支援する仕事（ケア）とは何をどうすることなのか，さらには，障害のある人の「自立生活」はどうあるべきなのか……といった問いが入ってくる。

　この問いに向きあう手がかりとして，障害者の生活支援の基本原理を考える上での歴史的背景を説明しておきたい。

　まず押さえておきたいのは，1959年にデンマークの社会省の行政官であったバンク＝ミケルセン（Bank-Mikkelsen, N.E. 1919-1990年）が提唱した**ノーマライゼーション**（normalization）という考え方である。

　当時，デンマークの「知的障害者福祉法」の制定にあたって，バンク＝ミケルセンは知的障害の当事者家族たちから，入所施設における非人間的な処遇を訴える声を聞き，かれらの意見を法律に大幅に取り込んだ。その中で彼は，知的障害者がコミュニティの中で「できる限りノーマル（通常）」な状態で，同じ年齢集団，同じ文化・社会の中で健常者（非障害者）と共に生きることが権利であり，それを可能な限り保障する社会であるべきだという考え方を意味して「ノーマライゼーション」という言葉を使用したのであった。[3]

　この概念をふまえ，障害者のノーマルな生活を実現する方法として誕生したのが「**バリアフリー**（障壁の除去）」の考え方であり，さらに，障害の有無によらず誰にとっても使いやすくデザインされた製品開発の視点である

第1章　障害福祉学の基本となるもの　　15

「**ユニバーサルデザイン**」が，障害者のノーマルな生活を実現する方法論として近年注目され，発展している。

　これらは，社会福祉の支援者や関係機関，当事者団体にとどまらず，近年では保健・医療，建築，工業デザイン，スポーツ，ファッション，都市設計など，実にさまざまな分野と関連する学際的なテーマでもあり，そうした他分野の専門家の視点から，障害者福祉領域に対しても数多くの問題提起がなされる時代となっている。

2. 障害者福祉理念の歴史的展開
──「国際障害者年」以前と，「障害者の権利条約」のある現在

　障害の概念と障害者福祉の理念の発展を理解する上で，障害者福祉の基本概念の基盤を形成した宣言等の歴史的意義を確認しながら，障害者福祉理念の形成過程について考えてみたい。

(1) 「世界人権宣言」(1948年)

　1945年に第2次世界大戦が終結した後，第3回国連総会 (1948年) で採択された世界宣言が「世界人権宣言」である。この宣言の背景には，広島・長崎への原子爆弾投下やユダヤ人に対するホロコーストなど，第2次世界大戦を通じて人類が犯した無数の残虐行為 (非／反福祉的行為) への反省があった。

　「世界人権宣言」のうち，障害福祉学を学ぶ者がまず知っておくべきは前文と条文の第25条である。[4]

16　Ⅰ　基礎編

前文 人類社会のすべての構成員の固有の尊厳と平等で譲ることのできない権利とを承認することは，世界における自由，正義，及び平和の基礎であるので，

人権の無視及び軽侮(けいぶ)が，人類の良心を踏みにじった野蛮行為をもたらし，言論及び信仰の自由が受けられ，恐怖及び欠乏のない世界の到来が，一般の人々の最高の願望として宣言されたので，（中略）

すべての人民とすべての国とが達成すべき共通の基準として，この世界人権宣言を公布する。

第25条 すべて人は，衣食住，医療及び必要な社会的施設等により，自己及び家族の健康及び福祉に十分な生活水準を保持する権利並びに失業，疾病，心身障害，配偶者の死亡，老齢その他不可抗力による生活不能の場合は，保障を受ける権利を有する。

2 母と子とは，特別の保護及び援助を受ける権利を有する。すべての児童は，嫡出(ちゃくしゅつ)であると否を問わず，同じ社会的保護を享有する。

戦争という悲劇をふまえ，すべての人間の持つ固有の尊厳と平等を不可侵の権利として宣言すると同時に，第25条では，すべての人の人権として健康で福祉を受ける権利と，その対象となる者が具体的に明示されている。

第2次世界大戦の終結後間もない当時，世界には戦争を原因とする心身障害者(傷痍(しょうい)軍人・傷病者・戦争神経症患者)や，戦争によって家族を亡くした者(寡婦(かふ)・孤児)が大量に生み出されていた。この現実への対応を後押しする意味が「世界人権宣言」にはあった。

(2) 「知的障害者の権利宣言」(1971年)

「知的障害者の権利宣言」は，世界人権宣言(1948年)，国際人権規約(1966年)，児童の権利宣言(1959年)の諸原則と，国際労働機関(ILO)，世界保健機

関（WHO）等の諸原則や関係機関の規約，条約，勧告をふまえながら，「障害者の権利宣言」(1975年)よりも早く採択された，障害者に関する権利宣言のトップランナーである。

前文および7項目（→全文は巻末資料①）からなるこの宣言を要約すると，以下の「七つの権利保護の指針」にまとめられる。

第1指針 知的障害者は，実際上可能な限りにおいて，他の人間と同等の権利を有する

第2指針 医療的ケア，理学療法，教育，リハビリテーションを受ける権利

第3指針 所得と労働の機会を通しての経済的保障を受ける権利

第4指針 可能な場合はいつでも家族と同居し，普通の地域社会参加をする権利

第5指針 福祉と利益を確保するための資格を有する後見人を得る権利

第6指針 他者からの搾取，乱用および虐待から保護される権利

第7指針 重度障害による知的障害者の権利制限と排除に対する法的保障と不服申し立ての権利

以上の指針は，知的障害者が，可能な限りにおいて他の人と同等の基本的人権が保障されるべき存在であることを明確に宣言したものである。

(3) 「障害者の権利宣言」(1975年)

第30回国連総会(1975年)で採択された「障害者の権利宣言」（→巻末資料②）は，先の「知的障害者の権利宣言」を意識しながら，対象の範囲を知的障害・身体障害・精神障害等と区別することなく，障害のあるすべての人々を包含した権利宣言である。

第1項で「『障害者』という言葉は，先天的か否かにかかわらず，身体的能力又は精神的能力の不全のために，通常の個人又は社会生活に必要なことを確保することが，自分自身では完全に又は部分的にできない人のことを意味する」（下線は引用者）と，障害者の定義を明確に示した。

さらに第2項で「障害者は，この宣言において掲げられるすべての権利を享受する。これらの権利は，いかなる例外もなく，かつ，人種，皮膚の色，性，言語，宗教，政治上若しくはその他の意見，国若しくは社会的身分，貧富，出生又は障害者自身若しくはその家族の置かれている状況に基づく区別又は差別もなく，すべての障害者に認められる」，第3項では「障害者は，その人間としての尊厳が尊重される生まれながらの権利を有している。障害者は，その障害の原因，特質及び程度にかかわらず，同年齢の市民と同等の基本的権利を有する。このことは，まず第一に，可能な限り通常のかつ十分満たされた相当の生活を送ることができる権利を意味する。」（下線は引用者）と宣言している。この第2項と第3項が，第1節で述べたバンク＝ミケルセンの「ノーマライゼーション」理念の影響を受けていることは明らかだ。

さらに，権利宣言の項目を要約すると，第4項「障害者の市民的権利と政治的権利」，第5項「可能な限り自立する権利」，第6項「障害者の可能な限りの能力を引き出す各種のリハビリテーションを受ける権利」，第7項「障害者の経済的・社会的保障を受ける権利」，第8項「社会施策を講ずる際に，障害者固有のニーズを考慮される権利」，第9項「障害者の社会生活権，居住権の保障とレクリエーション活動に参加する権利」，第10項「障害者に対する差別，侮辱，搾取から保護される権利」，第11項「人格と財産保護のための法的保護を受ける権利」，第12項「障害者の諸権利に関するすべての事柄は，当事者団体の声を反映する」，第13項「障害者の諸権利に関する情報の普及と徹底」等と，障害者にかかわるさまざまな権利が宣言されている。

つまり，障害当事者は，自分自身の努力だけでは自己の生活上のニーズを満たしえない状態であるため，リハビリテーション等の対人支援，経済的側

第1章　障害福祉学の基本となるもの　　19

面からの制度・施策等の社会保障や法律的側面を含めた社会的支援の視点から解決策を検討するべきだと明示したのである。そして，このように明示されている権利のひとつひとつが，障害者の基本的人権の尊重，社会的差別（隔離収容保護や自己決定権の剥奪）の撤廃を目的とし，それらに対する異議申し立ての権利としての抵抗権を明確にしたものである。

　なお，「障害者の権利宣言」からは，4章で論じるような，障害者の「自立生活」をめぐる当事者主体の観点も読み取ることができる。それは，「通常の個人的又は社会的に必要とされる生活支援ニーズを持つ場合には，誰かの援助を受けながらでも，自分の意志でそのサービスを自己選択し，自分がしたいことを自己決定する」というものである。この「障害者の自立」の把握や当事者主体の視点は，1960年以降のアメリカにおける公民権運動の影響も受けつつ，70年代前半，カリフォルニア州バークレーにおいてエド・ロバーツらが始めた自立生活（IL）運動（→第4章）に強い影響を与えている。

(4)　国際障害者年行動計画（1979年）

　「障害者の権利宣言」を受け，1976年12月，国連総会で1981年を「国際障害者年」とすることが決定された。そして，それに向けた声明として79年に「国際障害者年行動計画」が示された。

　その内容を，次の3点（第57項・60項・63項）から検討してみたい。

　　A序：国際障害者年行動計画の概念構成と主な原則⁽⁵⁾

　　第57項　国際障害者年の目的は，障害者がそれぞれの住んでいる社会において社会生活と社会の発展における「完全参加」並びに彼らの社会の他の市民と同じ生活条件及び社会的・経済的発展によって生み出された生活条件の改善における平等な配分を意味する「平等」という目標の実現を推進することにある。こうした考え方は，すべての国

20　　I　基礎編

においてその発展の水準いかんにかかわらず，同様に，等しい緊急性
をもってとり入れられるべきである。（下線は引用者）

　この項目で示されていることは，障害者がその社会を構成する市民として
社会生活のさまざまな場面（政治・経済・教育など）において「完全参加」が
なされるべきであり，社会的・経済的な発展によってもたらされたものの配
分については，差別なく「平等」になされるべきであるという原則である。
なお，この「完全参加と平等」はその後，国際障害者年のスローガンとして
掲げられることになる。
　また，戦禍による傷痍軍人や，それに類する暴力の被害者でもある障害者
の位置づけについて，60項では以下のように述べられている。

　　第60項　障害者のうち多数の者は，戦争及び他の形態の暴力の犠牲
　　者であるという事実に想いを致すなら，国際障害者年は，世界平和の
　　ための諸国民間の継続的で強い協力の必要性を強調する一つの機会
　　として，最適に利用され得るものである。

　あらゆる暴力，とりわけ戦争が多数の障害者を生み出してきたことを知る
ならば，国際障害者年は，戦争や暴力のない平和な世界を希求する人類全体
の努力の機会となる必要があることを明示したのである。

　　第63項　障害という問題をある個人とその環境との関係としてとら
　　えることがずっとより建設的な解決の方法であるということは，最近
　　ますます明確になりつつある。（中略）ある社会がその構成員のいくら
　　かの人々を閉め出すような場合，それは弱くもろい社会なのである。
　　障害者は，その社会の他の者と異なったニーズを持つ特別な集団と考
　　えられるべきではなく，その通常の人間的なニーズを充たすのに特別

第1章　障害福祉学の基本となるもの　　**21**

の困難をもつ普通の市民と考えられるべきなのである。（下線は引用者）

　ここでは，障害者を排除する社会の脆弱さ・不健康さ・不寛容さを「社会の構成員を閉め出すような社会」と呼び，障害者を特別な存在ではなく，「人間的なニーズを充たすのに特別の困難をもつ普通の市民」とみなすことの重要性を述べている。

　これは後述するように，障害を個人の身体的・精神的な欠損ではなく社会の側の問題とみなす「社会モデル」の視点の基盤となる考え方でもある。およそ40年前に示されたこの行動計画が，いまも〈共生社会＝ノーマライゼーション〉を実現する方向性を示した歴史的な里程標となっている。

(5)　国際障害者年（1981年）の意義

　以上みてきたように，戦後「世界人権宣言」（1948年），「知的障害者の権利宣言」（1971年），「障害者の権利宣言」（1975年）などが国連で採択されてきたが，現実には加盟各国での障害者施策は遅々として進展せず，国連は憂慮を表明していた。そこで，現実の障害者福祉の進展のために「国際障害者年」が設定されたのである。

　この国際障害者年では，基本テーマ「完全参加と平等」がスローガンとして明示され，それに基づいて，健常者と障害者が共に生きることができるノーマライゼーション社会の探求が，世界規模で取り組まれたのであった。

　具体的に国際障害者年の目的を要約すれば以下の5点となる。

① 障害者の身体的，精神的な意味での社会的支援

② 障害者の就労する場と機会の保障

③ ノーマルな日常生活への参加に向けた援助

④ 障害者の社会参加への理解促進のための社会的教育と情報提供

⑤ 「完全参加と平等」に向けた法的な措置と施策の確立と平等な運営

日本では，この国際障害者年に向けて「国際障害者年日本推進協議会」が設置（1980年）されるなど準備がなされていた。しかし当時，身体障害者と知的障害者（当時は「精神薄弱」と呼ばれた）のみが「障害者」とみなされ，精神障害者は対象とされていなかった。一部の福祉に理解のある保健医療関係者を除けば，精神障害者は「精神病者」として精神科医療の対象者であるという認識が根強く，社会福祉施策からは置き去りにされた状態であった。

　その後，家族会をはじめとする当事者関係団体の運動により「精神病者」が社会福祉の対象となるのは，「心身障害者対策基本法」（1970年）を改正した1993年の「障害者基本法」まで待たねばならなかった（→第3章）。

(6)　国際障害者年以後の国連の取り組み

　国際障害者年の翌年，国連はさらに継続的に取り組むべきガイドラインとして「障害者に関する世界行動計画」（1982年）を採択し，1983年から92年を「国連・障害者の10年」と設定した。この計画の基本内容は以下の4点に整理することができる。

① 障害者が社会のあらゆる分野，さまざまな場面へ参画する権利および政策決定に参加することで，「完全参加と平等」が実現する。

② 障害者問題は，ある特殊な人間の生活問題ではなく，幅広く市民レベルの対応を可能にする総合的施策という観点から検討される必要がある。

③ 障害の定義については，後述するWHO（世界保健機関）の国際障害分類（ICIDH）の定義に基づき「機能障害（インペアメント）」「能力障害（ディスアビリティ）」「社会的不利（ハンディキャップ）」を当てはめている。

④ 障害者の「完全参加と平等」を具体化するための「機会の均等化」，つまり障害者であることで最初から教育や就職等で差別されることなく，同じスタートラインに立つことを保障され，自分の能力を発揮する場面へ参加することを推奨している。

第1章　障害福祉学の基本となるもの　　**23**

このように，国連が10年間にわたる行動計画を示すことで，社会の中に存在するさまざな社会的障壁（バリア）の撤廃を加盟国に対しても促すものであった。この障壁を乗り越えるための具体的方策としては，

(1) 障害者の法制度上の課題解決

(2) 物理的障壁のバリアフリー化

(3) 社会保障および所得保障の充実

(4) インテグレーション（統合）教育およびリハビリテーションの進化

(5) 障害者の就労・雇用問題と社会参加の方法

(6) レクリエーション（娯楽）

(7) 文化

(8) 宗教

(9) 障害者とスポーツ

等，きわめて幅広い観点からの取り組みが求められていた。この取り組みは努力目標にとどまることがらではなく，各国の政府に最終責任があることを明言し，さらなる取り組みを要請した。

　その後，国連は「国連・障害者の10年」を経た1992年，「障害者の社会への完全な統合をめざして──世界行動計画の継続」を採択した。障害者の10年を経ても各国の施策の進展が不十分であることを示したもので，これによって，障害者の社会参加の取り組みは世紀を超えて継続するべき課題であることが確認された。

　世界行動計画の継続を受けて「障害者の機会均等化に関する規準規則」(1993年）が国連で採択され，アジア太平洋経済社会委員会（ESCAP）総会では「アジア太平洋障害者の10年」(1993〜2002年）が決議されるなど，さらなる10年間に障害者の社会・経済活動への参加を促進することが課題として再確認された。

(7) 日本での「国際障害者年」以後の展開

　日本でも国連での決議を受け，さまざまな障害者施策の改正や，それを実現するための「障害者施策に関する長期計画」(1982年版・1993年版) や「障害者プラン――ノーマライゼーション 7 カ年戦略」(1995年) などが日本政府から提案された。

　日本における障害者福祉制度・施策の展開については，第 3 章で詳述する。

3. 障害を構造的に理解する
――国際障害分類 (ICIDH) から国際生活機能分類 (ICF) へ

　先にも述べてきた通り，「障害」を理解する上では，たんに医学的な欠損や機能に注目するのではなく，社会的かつ生活機能的な観点からアプローチする必要がある。

　その代表格として，WHOが国際障害者年の前年 (1980年) に提示した，「(機能障害・能力障害・社会的不利の) **国際障害分類**」(International Classification of Impairments, Disabilities, Handicaps：ICIDH) がある (**図1-1**)。

　ここで示された考え方は，まず「疾病・怪我または変調 Disease or Disorder」等による心身の生理学的および解剖学的な障害としての「機能障害 impairment」が存在し，その結果として，以前はできたことができなくなったり，生活上の活動に制限を受けたりする「能力障害 disability」が生まれ，さらに，それらの障害を要因として社会的役割 (仕事や家庭等の人間関係) を喪失したり，偏見や差別によって社会的に排除されたりといった「社会的不利 handicap」を被る，というものである。

第 1 章　障害福祉学の基本となるもの　　**25**

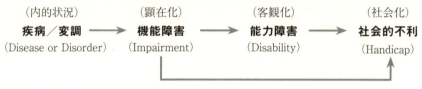

(出所) 佐藤久夫 (1992), p.50を一部改変

　このICIDHの障害理解は，それまで単純に考えられていた障害概念を構造論として整理したものであった。しかし，その後，医学的かつリハビリテーション的視点から，失ったものを取り戻そうとする能力障害克服への自助努力が重視されている点に関して，ネガティブ（否定的）な障害観から脱却できていないとの批判が相次いだ。また，障害とは，「障害当事者が暮らすコミュニティ（地域社会環境）の違いによって，能力障害や社会的不利による生きづらさ（生活上の困難）に個別的な違いが生じるものである」という認識への配慮がなされていないことへの批判が障害当事者からなされた。

　これらの批判への対応を迫られたWHOは，1990年代から改訂の検討作業を開始し，いくつかの草案が検討された結果，2001年5月にICIDHの改訂版として「**国際生活機能分類**」(International Classification of Functioning, Disability and Health：ICF) が採択されたのである (**図1-2**)。

　ICFの基本構造の特徴は，「機能障害」を「心身機能・構造 body functions and structures」へ，「能力障害」を「活動 activities」へ，「社会的不利」を「参加 participation」へと変更し，それらを統合化した「生活機能」を生活の基本軸とした点にある。ICFにおける「障害」とは，この生活の基本軸が制約・制限または排除を受ける状態のことであり，特定の人ではなく，誰もがそのような状況に置かれうる存在であるという視点で構成されている。

　ICFの特徴は，①「生活機能」（＝心身機能・構造×活動×参加）として，個人のライフ（生命・生活・人生）を包括的に理解することができる。②個人の「プラス／肯定的側面」を重視し，潜在的可能性を探求することができる。③

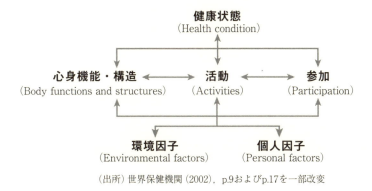

図1-2　国際生活機能分類（ICF）の関係図

（出所）世界保健機関（2002），p.9およびp.17を一部改変

「健康状態」や背景因子としての「環境因子」「個人因子」と各要素が相互作用関係にあることを明示し，従来のICIDHと異なるダイナミック（力動的）な障害構造のモデルとなっている，などである。

4．「医学モデル」から「社会モデル」への視点の転換の意味

　障害を理解し障害者の生活支援を考えるモデルとして，歴史的にその中心にあったのは「**医学モデル** medical model」である。しかし，その後ソーシャルワーク実践から提言された「**生活モデル** life model」の影響を受け，障害者の生活支援モデルとして「**社会モデル** social model」が打ち出された。本節では，それぞれの支援モデルの視点と，その転換が意味したことについて解説したい。

(1) 「医学モデル」の視点とは

　ICIDHのように，心身の機能構造上の「機能障害 impairment」と，それにともなう「能力障害 disability」を基本に，障害当事者の生活のしづらさ（生活上の困難／問題／課題）を理解する場合，その原因は本人の内側（病気や外傷など）に存在しているととらえられる。そのため，医学的な治療や，作業療法的・理学療法的リハビリテーションによる訓練（トレーニング）によって，本人自身が自分の障害を「克服」することが目標とされる。

　障害者本人が治療・リハビリ訓練を受けながら努力することで，「できなかったこと」が「できるように」なり，失われた機能や能力を回復することで自立した生活に向けた行動変容が生まれ，社会参加・社会適応が可能になる。結果として「社会的不利 handicap」を受けることを最小限にすることが可能となる。医学モデルとは，ICIDHを基盤とする視点に立つ，こうした障害理解や支援モデルなのである。

(2) 「生活モデル」の視点とは

　上記のような「医学モデル」とは別の支援モデルとして，ソーシャルワーク（相談援助）の世界において，1960 年代以降のアメリカを中心に「生活モデル」が提唱された。生活モデルは，障害者への支援に限定されたものではない。相談援助のクライエントが抱える多様な生活問題（貧困，虐待，差別，生活のしづらさなど）を，個人の人格や内面の課題ではなく，個人とそれを取りまく環境（社会的存在としての人の生態系）と呼ばれる生活空間の接点で生じる，不適応な相互作用の結果であるとする考え方である。その後 1980 年代には，人と環境をひとつのシステムとして総合的に理解する，生態学的（エコロジカル）ソーシャルワークという支援モデル体系として提案され，人と環境の交互作用（transaction ＝互いに影響を与えあいながら，変化し成長する相互作用

28　　Ⅰ　基礎編

interaction のこと）を重視する視点が注目された。そして，人は環境を変えると同時に，環境によって変えられる存在であるという「生活モデル」が支援モデルとして打ち出された。

(3) 「社会モデル」の視点とは

「生活モデル」の影響も受けながら，障害福祉分野において，障害の原因を障害当事者の内側に求め，診断・治療の対象とする医学モデルへの異議申し立てとして登場した考え方が「社会モデル」である。

「社会モデル」の視点によれば，障害者の「生きづらさ／生活のしづらさ」は，「医学モデル」が対象とする「機能障害」ではなく，障害者とそれを取りまく社会的環境とのあいだに存在し，その相互作用のなかで生じる「コンフリクト（摩擦）や社会的バリア（障壁）」こそが，障害当事者の被る困難の要因であると考える。

したがって，障害者の生活問題（生活上の困難さ）の緩和・解消・解決のためには，障害者自身を（治療や訓練によって）変えることではなく，本人を取りまく社会環境を整備（バリアフリー化・ユニバーサルデザイン化）することが必要である。それによって，機能障害や能力障害を抱えていても，健常者と同じく社会活動や社会参加が可能になる。これが「社会モデル」の視点からめざされるべきノーマライゼーションである。

前節で述べたICIDHからICFへの考え方の転換によって，「医学モデル」から「社会モデル」が明確に障害者の生活支援アプローチの視点として位置づけられ，さらに次節に述べる**「障害者の権利条約」**へと具体化していったのである。

第1章　障害福祉学の基本となるもの　　**29**

5. 「障害者の権利条約」と日本

　ここまでみてきたような障害者福祉理念の展開と障害概念の転換を受け，21世紀の今日，障害福祉分野におけるもっとも重要な条約が「障害のある人の権利に関する条約」（以下「障害者の権利条約」→巻末資料③）である。本条約の採択に至るまでの経緯と，その影響を受けた日本の福祉施策の対応状況について確認しよう。

（1）「障害者の権利条約」採択（2006年）と日本政府の批准までの経緯

　障害者の権利条約の起草は，2001年11月10日の国連総会の場で，メキシコのビセンテ・フォックス大統領が提唱したことから始まった。その後そのための特別委員会が設置され，条約の審議会等では「Nothing About Us Without Us」（私たち抜きに，私たちのことを決めないで）を合言葉に，NGO（非政府組織）などを通じて障害当事者の発言が積極的に求められた。そして，2006年8月25日の第8回特別委員会の最終日に仮採択が成立し，その後，条文文言の体裁修正等の手順を経て12月13日の総会で採択され，批准国が20カ国に達した2008年5月3日に正式に発効となった。

　日本政府も2007年9月28日に条約に署名し，内閣は批准に向けて動き出そうとした。しかし，国内の障害当事者団体であるJDF（日本障害者フォーラム）などが，「形式的な批准より，国内法の整備を優先させるべきである」と提案してそれにストップをかけた。

　その後「障がい者制度改革推進会議」が設置され，障害者基本法の改正（2011年），障害者虐待防止法[(6)]（2011年），障害者差別解消法（2013年6月制定，2016年4月施行）までの流れを生み出した。そして，ようやく2014年1月20

30　　I　基礎編

日に「障害者の権利条約」を批准し，日本は141番目（EUを含む）の批准国となったのである。

(2) 「障害者の権利条約」の目的

　条約の基本構成を検討する前提として，「宣言」と「条約」の違いを確認しておこう。宣言とは「そうでありたい。そうであることを希望している」という，外部に向けて表明されたスローガンである。それに対して条約は，「国家間もしくは国際関係機関との取り決め」を意味し，政府はその実行を国際的に義務づけられている。日本国憲法第98条第2項にも「日本国が締結した条約及び確立された国際法規は，これを誠実に遵守することを必要とする」とある。

　「障害者の権利条約」は，すでにある「世界人権宣言」や「障害者の権利宣言」を基盤としながら，批准国に対してその実行を義務づける強制力のある条約へと深化させたものであり，日本国内においても法律より上位の効力をもっている。

　「障害者の権利条約」の役割を考えるために，第1条（目的）に焦点をあててみよう。[7]

> **第1条（目的）** この条約は，全ての障害者によるあらゆる人権及び基本的自由の完全かつ平等な享有を促進し，保護し，及び確保すること並びに障害者の固有の尊厳の尊重を促進することを目的とする。障害者には，長期的な身体的，精神的，知的又は感覚的な機能障害であって，様々な障壁との相互作用により他の者との平等を基礎として社会に完全かつ効果的に参加することを妨げ得るものを有する者を含む。

　ここでは，すべての障害者の「あらゆる人権及び基本的自由の完全かつ平

等な享有」「固有の尊厳の尊重」を促進することが条約の目的として明示されている。さらに注目すべき点は，障害者の定義として「様々な障壁との相互作用により他の者との平等を基礎として社会に完全かつ効果的に参加することを妨げ」られている者という文言である。これは国際生活機能分類（ICF）で示された，障害者の生活における活動と参加を基本軸とし，環境要因における障壁および個人要因との相互作用を重視する視点を内包したものである。

(3) 「障害者の権利条約」を理解するためのキーワード

「障害者の権利条約」を読み解く上で，押さえておくべきキーワードを説明しておこう。

「障害に基づく差別」(discrimination on the basis of disability)

条約第2条の中では，さまざまな場面において「障害に基づくあらゆる区別・排除・制限」を「差別」であると定義している。それは政治的，経済的，社会的，文化的，市民的その他あらゆる分野における，あらゆる形態の差別を含んでおり，下記の「合理的配慮」をしないことも差別であると明示している。

「合理的配慮」(reasonable accommodation)

条約第2条の中で用語として定義され，第5条3項でその必要性について記述されている。この考え方は，障害の「ある人」と「ない人」の平等性を実現するための個別的な調整を必要とする対応であり，相互に過度な負担のない範囲における支援のあり方を意味している。

たとえば大学入試や定期試験などにおいて，聴覚障害者に対しては試験の注意事項を印刷したものを進行に合わせて目の前で提示する，視覚障害者に

は点字受験を可能とする，肢体不自由者には試験時間を延長する，といった配慮が合理的配慮の例である。しかし，この「合理的配慮」とは，たんなる個人的な思いやり等で実施されるべきものでなく，権利条約を批准した国においては一般的義務としての強制力がある。つまり，機会の平等を保障し，障害当事者本人の意向の確認を重視することで，障害特性への個別的対応をすることが合理的配慮であり，決して集団（一般）に向けた配慮のことではない。

なお，日本にはすでに「バリアフリー法」があるが，たとえば「点字ブロックを設置する」「車いす使用の障害者の移動のために段差を解消して階段スロープを設置したり手すりを付けたりする」「公共施設に障害者用トイレを設置する」「駅にエレベーターやエスカレーターを設置する」「リフト付きバスやノンステップバスを採用する」等のアクセシビリティ（近づきやすさ，接近の容易さ）を保障する取り組みは「ポジティブ・アクション」（事前的改善措置）と呼ばれ，特定の個人の障害に対応する支援である「合理的配慮」とは区別して考えておく必要がある。

「ユニバーサルデザイン」(universal design)

条約第2条によれば，ユニバーサルデザインとは「調整又は特別な設計を必要とすることなく，最大限可能な範囲で全ての人が使用することのできる製品，環境，計画及びサービスの設計をいう。」と定義されている。第4条（一般的義務）でもこの言葉が登場する。

「ユニバーサルデザイン」とは，従来，健常者用の製品と障害者専用の製品（福祉用品・用具）が個別に設計されていたものの境界線を取り払い，身体的な特性や障害に関係なく，誰もが安全で安心して使いやすいように作られている製品や，その設計理念をさす。

私たちが日常的に使用する製品にも，すでにユニバーサルデザインが取り入れられたものが多数ある。たとえば，容器の側面に凹凸を付けてシャンプーとリンスの区別が触れてわかるようになっている，牛乳パックの上部のく

第1章　障害福祉学の基本となるもの　　**33**

ぼみで牛乳と他の飲料が区別でき，開け口の向きもわかる，紙幣やコインの種類が指で触って区別できるようになっている，等である。さらに，ファスナーやボタンの開閉が困難な障害者や高齢者を考慮し，マジックテープを採用しておしゃれを楽しむことも可能にするユニバーサル・ファッションなども考案されている。

なお，従来までの障害者に関連する宣言や法律の中では「ノーマライゼーション」という言葉が用いられていたが，この「障害者の権利条約」においてはこの言葉が見当たらない。このことはいったい何を意味するのか，ぜひ考えてみほしいテーマである。

筆者なりの見解を述べるならば，20世紀中盤に誕生したノーマライゼーションの理念がすでに時代遅れになって不必要となったのではなく，それは「障害者の権利条約」の前提条件，もしくはその基盤として認知され，まるで空気のようにその存在が当然であるという認識にすでに位置づけられたのではないかと考えている。

おわりに──「障害者の権利条約」がもたらした障害福祉学の原点

「障害者の権利条約」がもたらした障害福祉学の原点とは何か。同条約の第17条に注目してみたい。そこには，「全ての障害者は，他の者との平等を基礎として，その心身がそのままの状態で尊重される権利を有する。」と明記されている。

この条文が意味するのは，従来の障害者支援における，障害者を限りなく「ノーマル＝健常」に近づけることをめざす「医学モデル」の呪縛から解放され，「社会モデル」の視点から，障害者の存在がそのままの状態で尊重さ

34　Ⅰ　基礎編

れ肯定される，真に「共に生きる」社会の実現をめざすものであると理解できるだろう。

　私たちは，障害の有無に限らず，自分の抱える弱さに対して，つねに誰かの支え（援助・支援・ケア）を「生きる力」に変換しながら，日々の生活やみずからの人生を切り開いて生きてゆく存在である。「障害者の権利条約」が示す「ごく当たり前な権利保障のあり方」を手がかりに，障害福祉学の取り組むべき今日的課題について，これから本書を通して考えてみてほしい。

　そうすれば，たとえ24時間365日，誰かの介助が必要な重度障害の状態であったとしても，障害は一人ひとりの個性のひとつであり，生活や人生の一部でしかないことを再確認できるはずである。つまり，障害者の生活問題（生きづらさ）の本質はどこにあるのかを考えることは，障害福祉学を学ぶ者がつねに「問い・問われる課題」なのである。　　　　　　　　　　（結城俊哉）

WORK

❶ ICIDHからICFへの障害概念の転換がもたらした意義とはなんだろう。

❷ 「障害者」は「障害をもつ人」なのか「障害がある人」なのか。その違いには，どのような意味があるのだろうか。

〈注〉
(1) 以下，本書では基本的に「障害」の表記を用い，障害者を「障害のある人」とも表記する。
(2) LGBTとはレズビアン（女性同性愛者），ゲイ（男性同性愛者），バイセクシャル（両性愛者），トランスジェンダー（身体と心の性が一致しない者）の頭文字をとった性的少数者の総称である。近年は「クィア（類型化されない，さまざまな性的指向や性自認）」ないし「クエスチョナリー（性的指向や性自認を模索中）」の頭文字Qを加えて「LGBTQ」も用いられる。
(3) 花村春樹『「ノーマリゼーションの父」N・E・バンク-ミケルセン──その生涯と思想（増補改訂版）』ミネルヴァ書房，1998年，155ページ。
(4) 外務省仮訳文，福祉小六法編集委員会編『福祉小六法2017年版』（みらい）8-9ページより。
(5) 『国際障害者年関係資料集』国際障害者年推進本部内閣総理大臣官房国際障害者年担当室，1980年より。

第1章　障害福祉学の基本となるもの　　**35**

(6) 障害者虐待防止法については「学びの展開①」を参照。

(7) 以下，訳文は『福祉小六法2017年版』による。

(8) 正式名称「高齢者・障害者等の移動等の円滑化の促進に関する法律」（2006年施行，2011年改正）の略称である。

〈参考文献〉

安積純子・岡原正幸・尾中文哉・立岩真也（2012）『生の技法——家と施設を出て暮らす障害者の社会学（第3版）』生活書院

上田敏（1983）『リハビリテーションを考える——障害者の全人的復権』青木書店

大江健三郎・正村公宏・川島みどり・上田敏（1990）『自立と共生を語る』三輪書店

奥野英子・結城俊哉編著（2007）『障害科学の展開3　生活支援の障害福祉学』明石書店

川島聡・飯野由里子・西倉実季・星加良司（2016）『合理的配慮——対話を開く，対話が拓く』有斐閣

佐藤久夫（1992）『障害構造論入門——ハンディキャップ克服のために』青木書店

杉本章（2008）『障害者はどう生きてきたか——戦前・戦後障害者運動史』現代書館

世界保健機関（WHO）（2002）『ICF　国際生活機能分類——国際障害分類改定版』障害者福祉研究会訳編，中央法規出版

長瀬修・東俊祐・川島聡編（2008）『障害者の権利条約と日本——概要と展望』生活書院

中野敏子（2009）『社会福祉学は「知的障害者」に向き合えたか』高菅出版

ニィリエ，ベンクト（2008）『再考・ノーマライゼーションの原理——その広がりと現代的意義』ハンソン友子訳，現代書館

藤井克徳（2014）『私たち抜きに私たちのことを決めないで——障害者権利条約の軌跡と本質』やどかり出版

————（2017）『障害者をしめ出す社会は弱くもろい』全障研出版部

星加良司（2007）『障害とは何か——ディスアビリティの社会理論に向けて』生活書院

第2章

障害者の生活とニーズから見えてくるもの

··

はじめに

　「障害者[(1)]」という言葉からどんな人たちをイメージするか，と一般の人にアンケートを実施すると，「特別な人たち」「いろいろなことができない（不自由な）人たち」という回答が少なからずみられる。障害者は，今日の社会の中では「マイノリティ（minority＝少数派）」であり，誰かの手を借りなければならない「社会的弱者」だという社会的認識は少なからず浸透している。

　社会の大部分を占める「健常者」からすれば，自分たちとは違う"異なる存在"だということが今日的な市民感覚であり，これが障害者への偏見や差別を生み出す一方で，「障害者は保護の対象」だとする，慈善や救済の理念ともなっている。

　障害者について同じように認識していながら，差別する側からは嫌悪・忌避といった存在否定の面が，慈善・救済の側からは憐憫・保護という積極的関与の面が，態度の上ではそれぞれ強調されるという，まったく逆の結果となるのはなぜなのだろうか。

　実は，障害者に関するアンケートをすると，「（障害者のことは）わからない」という回答が少なくない。それは，回答者が障害や障害者についての知識を

37

持っていないということもあれば，障害者に接したことがない，さらにその両方ということもあるだろう。つまり，多くの市民の障害者へのイメージは，障害や障害者の実態について，正確で客観的な情報や経験に基づいていないと言えそうである。また，障害や障害者への断片的な理解や，特定の場でしか接触の機会がないことにより，両極端とも言える態度に分立しているとも考えられる。

人と接するとき，「この人はこんな人だ」と，事実を踏まえずあらかじめ決めつけてしまえば，円滑な人間関係を築くのは難しいことは容易に想像できる。しかし障害者については，多くの人々は「わからない」と思いながら，なかば固定的なイメージにとらわれていることになる。

障害のある人もない人も，共に生きる社会をめざすのであれば，障害と障害者を，事実に即してしっかり理解することからすべては始まるのではないだろうか。そこで本章では，まず障害と障害者の実態をしっかりと見据えることにしよう。

1. 障害者は「マイノリティ」「特別な存在」か

(1) 障害者はマイノリティなのだろうか

わが国の障害者施策の基本法である「障害者基本法」(→巻末資料④) は，障害者を「身体障害，知的障害，精神障害（発達障害を含む。）その他の心身の機能の障害（以下「障害」と総称する。）がある者であって，障害及び社会的障壁により継続的に日常生活又は社会生活に相当の制限を受ける状態にあるものをいう。」(第2条第1項) と定義している。この定義に該当する障害者は，日本にどれほどいるのだろうか。

38　I　基礎編

図表2-1　わが国の障害者の概数

区分	身体障害者	知的障害者	精神障害者	合計
概数（万人）	392.2	74.1	392.4	858.7
構成比（％）	45.7	8.6	45.7	100

（注）「障害者」には「障害児」を含む。
（出所）『障害者白書　平成29年版』内閣府，2017年，p.217

　図表2-1は，わが国の障害者の概数であるが，障害の中でも代表的な身体障害・知的障害・精神障害を見ても，それぞれ392.2万人，74.1万人，392.4万人と推計されている。重複した障害のある者もいるので単純に合計できないが，それでも約859万人，つまり国民のおよそ15人に1人（6.7％）が障害者ということとなる。

　この859万人とは，大阪府の人口883.9万人（2015年）[2]にほぼ匹敵する。また，わが国の公務員数は339.3万人[3]（国家公務員64.1万人＋地方公務員275.2万人）であるので，障害者は公務員の2.3倍もの人数に達している。大阪府民や公務員が日本国内でマイノリティとみなされることはないだろう。それなのに，より身近な存在であるはずの障害者がマイノリティとされている。ここから，障害者は「量的マイノリティ」よりも「質的マイノリティ」である，つまり社会的にマイノリティ化されていることが見えてくる。

　ここで注意したいことは，この約859万人という障害者数は，実はかなり「控え目」な推計だということである。障害者には先にあげた身体障害・知的障害・精神障害という代表的な3区分のほかに，法律で認められていない障害のある人が少なからずいる[4]。また，わが国の障害認定の基準が，先進国の多くに比べてもハードルが高いこと[5]を加味すると，障害者基本法が定義する「心身の機能の障害及び社会的障壁により継続的に日常生活又は社会生活に相当の制限を受ける状態にある者」には，かなりの潜在数があると考えられる。

　国際的には，「障害のある人たちに向けられた誤解は，世界のほとんどの国

第2章　障害者の生活とニーズから見えてくるもの　　**39**

で，障害のある人は恥ずかしく無視された少数派であると理解されている一方で，障害のある人は非常に大きなグループを形成しているのである。各国人口の最低16％は，一つ以上の障害があり，多くの国で障害者比率が20％を超えていると推測されている[6]」という見解が一般的である。この国際的見地に立ってわが国の障害者数を算出した場合，現在の約859万人をはるかに超え，およそ2500万人に達するとも推計される。これは九州・四国・中国地方の総人口（約2557万人[7]）に匹敵し，決して「希少な存在」などではない。問題は，これだけ多くの障害者がいながら，その存在が無視され，実態が「見えない」ことにある。

(2) 障害者は「特別な存在」なのか

障害者は自分たち「健常者」とは違う「特別な存在」であり，その特別さゆえに健常者からは理解しがたい，どう接してよいかわからないといった反応がしばしば聞かれる。

図表2-2は，身体障害者の障害の原因別に，障害者手帳所持者の割合を示したものである[8]。

ここでは65歳未満と65歳以上に分けてあるが，65歳未満では，人生の途

図表2-2　身体障害者の障害の原因別にみた構成割合（複数回答）

65歳未満	原因区分	病気	事故・けが	災害	出生時の損傷	加齢	その他	わからない	不詳
	構成割合（％）	43.3	9.6	0.2	8.6	2.8	15.4	24.5	5.2

65歳以上	原因区分	病気	事故・けが	災害	出生時の損傷	加齢	その他	わからない	不詳
	構成割合（％）	55.4	13.3	0.5	2.6	20.2	6.1	10	8.3

（注）複数の原因がある場合があり，合計は100％とはならない。

40　Ⅰ　基礎編

上で障害者となる人たち，つまり「病気」43.3％，「事故・けが」9.6％，「災害」0.2％，「加齢」2.8％を合計すると55.9％で，これは原因のわかっている障害者手帳所持者の70％に達している。この傾向は65歳以上ではより顕著で，病気55.4％＋事故・けが13.3％＋災害0.5％＋加齢20.2％＝89.4％となり，これも原因のわかっている障害者手帳所持者では91％に達する。

つまり，ほとんどの身体障害者は，いわゆる「健常者」として生活し，病気や事故・けが，あるいは加齢といった，誰もが遭遇するアクシデントによって障害者になったことがわかる。

精神障害者にも同様のことがいえる。精神障害者の多くは，人生の途上で精神疾患（統合失調症，うつ病など）を発症したものである。

知的障害者の場合はどうであろうか。確かにダウン症などの染色体異常が原因とされる知的障害もあるが，その多くは「原因不明」とされ，遺伝的要素だけではなく妊娠中の状況や環境など，さまざまな要因が交錯・重複して障害が発生するとされている。

また注目すべきは，染色体異常など遺伝的要因を抱えた人のすべてが障害者になるわけではないという事実である。**図表2-3**は胎児の染色体異常の発現率を推定したものである。妊娠5週では染色体異常の胎児は5％，すなわち20人に1人と推定され，決して特別なものではない。その後，自然流

図表2-3　ヒト子宮内人口における染色体異常の推定頻度

妊娠週	全染色体異常 (%)	出生時に表現型の異常をともなう染色体異常*（%）
5	5.0	4.6
8	4.2	3.7
12	2.4	2.0
16	1.1	0.7
20	0.8	0.4
28	0.7	0.22
生産児	0.6	0.16

＊性染色体のトリソミーをのぞく　　　　　　　　　　　　　　　　Hook (1981)

（出所）飯沼和三・大泉純・塩田浩平『先天異常を理解する』日本評論社，1991年，p.37

第2章　障害者の生活とニーズから見えてくるもの　　**41**

産等によりその割合は減り，出生した子ども（生産児）の染色体異常は0.6％
となる。ここで注目すべきは，この0.6％の染色体異常児がすべて「障害児」
となるわけではないことである。出生時に障害が発現しているのは生産児の
0.16％，つまり染色体異常児の約４分の１だけが，出生段階で「障害児」と
わかるのである。

　つまり，染色体異常などの遺伝的要因があっても，すべてが「障害児」と
なるわけではなく，　むしろ遺伝的要因を抱えながらも「普通に」生活して
いる人が数多くいることになる。

(3)　障害と「正常」「異常」

　街なかで見かける障害者の中には，意味不明の行動や言動をしていたり，
予想できない動きをするなど，「健常者」からは理解困難と見える人たちがい
るかもしれない。しかし「理解困難な」行動をする人は健常者にも少なくは
ない。なぜこんなことをするのか，なぜこんなことを言うのか，理解しがた
い人々のすべてが障害者ではなく，むしろ「健常者」の場合が圧倒的多数で
ある。ではなぜ，障害者についてはことさらに問題視され，それが障害者の
特徴とされるのか。その根底には，「障害」の受けとめに正常／異常という価
値観が紛れ込んでいることがある。これは「健常者＝正常」「障害者＝異常」
と対立させて理解する図式であり，単純でわかりやすいことから一般化して
いる。

　しかし，そもそも正常／異常とは何であろうか。たとえば，ほとんどの人
の利き腕は右である。では「左利き」は異常なのかといえば，かならずしも
そんな扱いはされておらず，むしろスポーツなどでは貴重な存在として重宝
される。また，メガネやコンタクトレンズの使用者は，正常視力ではないと
いう意味で異常だと言えるが，卑近な例では筆者の所属する大学の学部教員
の過半数は（近眼や老眼などさまざまな原因で）メガネやコンタクトレンズを使

42　　Ⅰ　基礎編

用している。つまり，わが大学の教員の中でみれば，メガネやコンタクトレンズを使用する者のほうが数的には「正常」と言えるかもしれない。

このように，正常／異常の線引きには絶対的基準があるわけではなく，相対的で主観的要素が大きいにもかかわらず，「障害＝異常」と決めつけてしまっていることが多い。音声でのコミュニケーションが困難な聴覚障害者にとっては，非言語コミュニケーションである手話を用いることはいわば必然であるが，それが異常ととらえられることなどもそのひとつである。

重度の知的障害者や精神障害者の理解困難な言動・行動を「異常」行動として排除してしまう心理の根底には，障害は異常なことであり，自分たちと同じ仲間ではないという「排除」の論理が潜んでいるといえる。

以上から明らかな通り，障害者は数が少ないという意味の「マイノリティ」ではなく，特別な存在でもなく，ましてや異常な存在でもない。同じ人間であり，地域を構成する仲間である。

では，多くの地域住民とどこが異なるのかといえば，心身の障害により生きづらさを抱えており，その解消のためのニーズがあるということが言える。障害のある人々とない人々の違いは，そのニーズの違いとして理解されるべきであろう。障害者は決して少数ではなく，ごく普通に存在し，障害のない人と障害者は連続線上にある。心身の障害のために特別なニードをもった，同じ仲間であることを理解する必要がある。

2. 障害者は何を求めているのか
──障害者のニーズを考える

それでは，障害者のニーズとは何だろうか？　ここで，埼玉県の県庁所在地であるさいたま市が，障害者計画・障害福祉計画・障害児福祉計画の改定

のために2016年に実施したアンケートの調査結果から検討してみたい。

　さいたま市は，都心まで電車で30分程度で通勤・通学できることからベッドタウンとして発展し（2003年に政令指定都市に移行），いまでは人口約129.2万人（2018年1月現在）の大都市となっている。この中で障害をもつ住民は，身体障害者手帳所持者3万3286人，療育手帳所持者7169人，精神障害者保健福祉手帳所持者1万109人（いずれも2017年4月現在）と，障害者手帳所持者だけでも5万564人，市民の3.9％を占めている。しかし，障害者手帳を取得していない障害者も少なくなく，実数はもっと多いと推測される。

　さいたま市の調査では，この約5万人の障害者から6350人を抽出してアンケートを送付し，配布数の53.0％の3364通の回答があった。有効回答は3345通（有効回答率52.7％）である。

（1）　障害者に通底する経済的支援へのニード

　図表2-4は「障害者（難病患者）福祉施策に対して望むこと，取り組んでほしいこと」（三つまで）への回答を，障害種別に整理したものである。

　その内容を見ると，身体障害者・難病患者では「道路，交通機関，公共建築物等の利用を容易にするための施策の充実」というバリアフリーの推進に関心が高い，知的障害者では「グループホームを増やしてほしい」という生活の場の確保に関心が高い，などそれぞれの障害種別の特色が見られるが，「年金や手当などの所得保障の充実」「医療費の負担軽減」「年金や手当などのお金を増やしてほしい」といった経済的支援への要望は，すべての障害区分で共通して高い値となっている。

図表2-4　障害者（難病患者）福祉施策に対して望むこと，取り組んでほしいこと

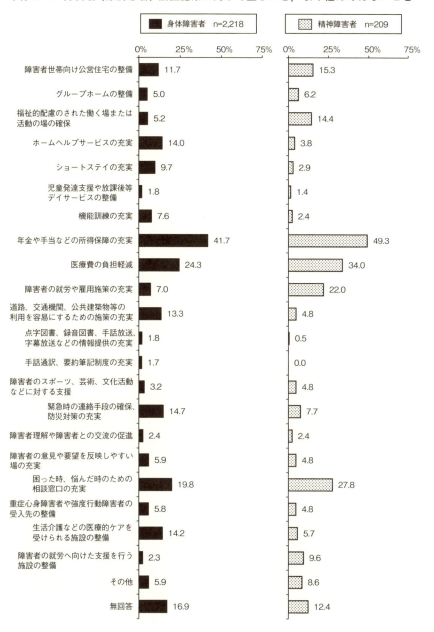

第2章　障害者の生活とニーズから見えてくるもの

(図表2-4続き)

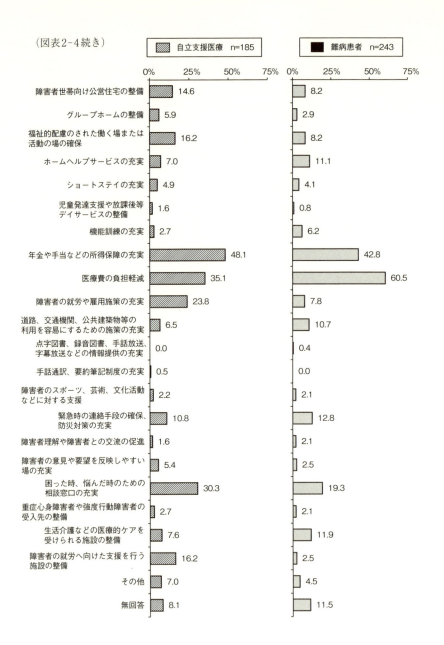

I 基礎編

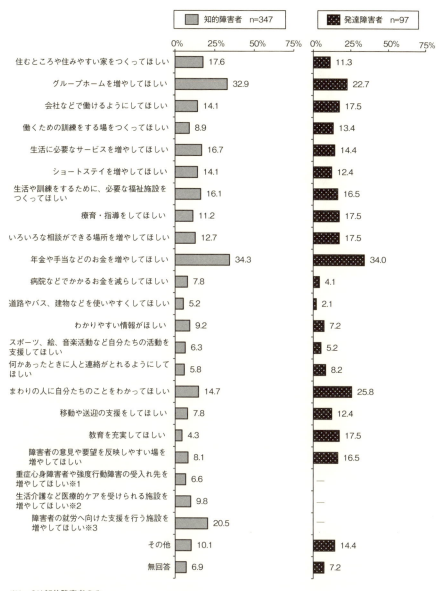

※1～3は知的障害者のみ

(出所)「さいたま市障害者総合支援計画策定のためのアンケート調査結果報告書　平成29年3月」
　　　さいたま市，2017年

第2章　障害者の生活とニーズから見えてくるもの　　47

図表2-5 主な収入（複数回答）

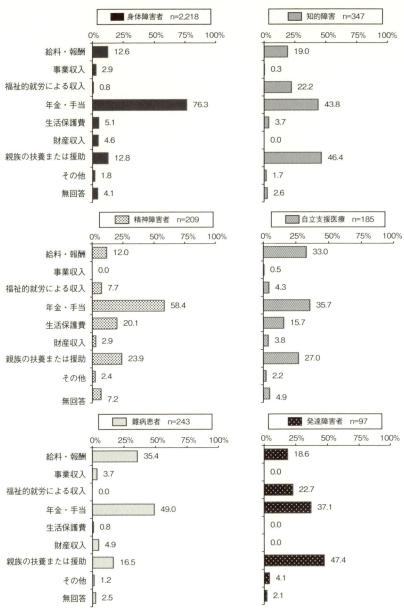

(出所) 同前さいたま市調査

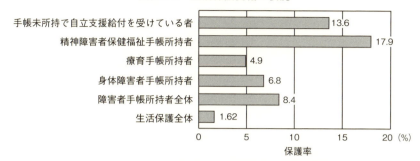

(注)「生活保護全体」は 2011 年度の保護率（厚生労働省社会・援護局保護課）
(出所)「平成 23 年　生活のしづらさなどに関する調査（全国在宅障害児・障害者等実態調査）結果」厚生労働省

図表2-5は，障害種別に，主な収入をあげてもらったものである。どの障害種別でも年金・手当がもっとも主要な収入となっている。そして自立支援医療受給者・難病患者では約3人に1人が就労し収入を得ている。しかし，逆に考えるなら多くの障害者は就労が厳しく，いずれの障害区分でも「親族の扶養または援助」は高率であり，とくに知的障害者・発達障害者では半数近くになっている。ここで比較のために，厚生労働省の調査による高齢者世帯の一世帯当たりの平均所得額と比べてみると，高齢者世帯では「仕送り，個人年金，その他の所得」という世帯外からの所得移入は所得額の5％程度であり，生活保護受給の高齢者世帯を除いた高齢者世帯の多くが経済的自立度が高いのに対し，障害者が経済的に自立することの現実的厳しさが見える。

このように，障害があることで就労が制限されたり，医療費や介護費用などの支出があったりすることなどで，障害者の多くが経済的に厳しい状況に置かれている。

これは生活保護受給に着目しても明らかである。障害者の生活保護の受給状況は**図表2-6**の通りであり，2011年度の保護率（全国）1.62％と比べるなら，障害者手帳所持者全体では8.4％と5倍を超え，精神障害者保健福祉手帳所持者では17.9％で11倍，「手帳未所持で自立支援給付を受けている者」では

第2章　障害者の生活とニーズから見えてくるもの　　49

13.6％で８倍を超えるなど，経済的厳しさは明らかである。

　障害者は働けない，作業が制限されたり遅かったりするから仕方ない……多くの人々はそう考えており，当の障害者自身も「障害があるから仕方ないこと」と思い込んでいることも少なくない。しかし，そうなのだろうか。

　今日のわが国は，紛れもない資本主義社会であり，経済の動きが私たちの生活を左右していることは現実である。この資本主義社会で，有能な働き手とは何かを極言すれば，「早く仕事ができる・正確に（間違いなく）仕事ができる・たくさん仕事ができる」こととなるだろう。仕事によっては，これにオリジナリティや技巧性の高さなどが加味されるのだろうが，基本はこの３点である。そして，この３点で優れた者が，高い収入と地位・権限を得ることができる社会であり，社会システムもこれを前提に作られている。

　しかし，このスケール（尺度）を障害者にそのまま当てはめるには無理があり，強引に押しつければ「できないこと」や「劣ったこと」ばかりが強調される。今日の社会は，障害のない人々を前提に形成され，ルールが定められている。ということは，障害者であることは，心身の機能に障害があるという個人の問題だけではなく，この社会の価値観，システムやルールに「抵触」しているために，排除され否定されていると考えることができる。

　同じく“生産的価値を生まない，誰かにケアしてもらうだけの存在”ということでいえば乳幼児も同じだが，乳幼児が働かないということで社会から排除されたり否定されたりすることはないだろう。

　障害者の経済的ニーズの背景には，働けないことによる貧しさだけではなく，働くことから排除されていること，その存在が認められていないことが，その根底にあることを考える必要がある。

(2)　障害者の孤立と差別・偏見

　図表2-4で，各障害種別に共通するニードとして「困った時，悩んだ時の

ための相談窓口の充実」「いろいろな相談ができる場所を増やしてほしい」
があげられる。障害があることでさまざまな生きづらさを抱えながらも，そ
れを打ち明けたり相談したりできずに，解消／緩和できないままに孤立を強
いられる障害者は少なくない。

　しばしば，「障害者を目にしたことがない」「どこにいるのかわからない」
「どんなことをしているのかわからない」と言われる。それは，聴覚障害や
内部障害，知的障害，精神障害などのように外見ではわかりにくい障害があ
ることも確かであるが，そもそも多くの障害者とは，障害は恥ずかしいもの，
できるだけわからないようにしておくべきものと「教え込まれ」，隠そうと
してきたという社会的背景を見過ごしてはいけない。加えて，「障害者は社
会のお荷物なのだから，静かにしているべきだ」という意識はいまも少なか
らずあり，こうした風土が障害者が声を出せない環境を作っている。

　障害は「見えない」のではなく，障害を「見えないようにしている」社会，
障害を「見ようとしないこと」に慣らされ，目を向けなくなってしまったこ
とが問題と言える。「見よう」という姿勢がなければ障害が見えてこないこ
とに，今日の社会の抱える深刻さがある。

　図表2-7は，「障害や病気があることを周囲に伝えないことがあるか，また
その理由」を質問したものである。

　「差別や偏見のおそれがあるから伝えない」という理由については，身体障
害者・難病患者では1割以下であるのに対し，精神障害者・自立支援医療利用
者・発達障害者では3人に1人以上，知的障害者で8人に1人という割合を示
(11)
しており，障害による差別・偏見に晒されていることがわかる。

　精神障害者・自立支援医療利用者・発達障害者では「差別や偏見のおそれ
があるから伝えない」「世間の目が気になるから伝えない」「家族の意向のた
めに伝えない」など，周囲との関係で障害や病気を伝えることをためらって
いるとともに，「伝えても，わかってもらえないから伝えない」という，理解
してもらおうという意欲を持てない状態にある人も少なくないことも見えて

第2章　障害者の生活とニーズから見えてくるもの　　**51**

図表2-7 障害や病気があることを周囲に伝えないことがあるか，またその理由（複数回答）

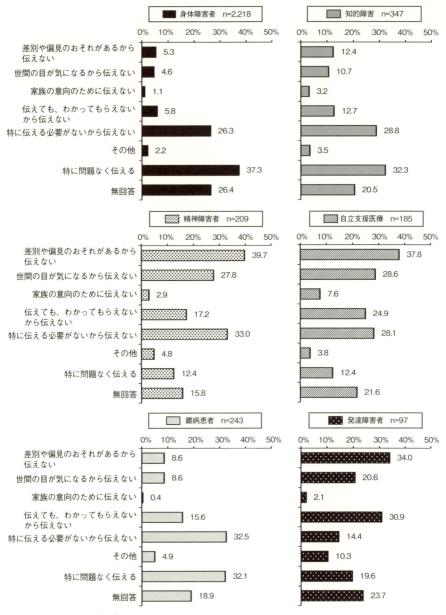

(出所) 同前さいたま市調査

くる。障害者を「孤立」に追いやる社会風土は，まだ厳然と存在している。

（3）　障害者の日常生活

　障害をもつ人々が普段どこで何をしていると思うかと聞かれた場合，多くの人々がイメージするのは，福祉施設などでの作業や訓練，あるいは生活全般を介助してもらう風景が多いことだろう。しかし，昨今話題となっているパラリンピックの選手たちを考えてほしい。彼ら／彼女らの多くは，多くの「健常者」を超えた卓越した運動能力を発揮して競技をしており，競技中はどの選手も独力でプレーをしている。しかも，多くの選手は仕事をし，家庭を構えて社会の中で日々生活している。

　障害者が福祉施設などの保護的環境のもとにしかいないとすれば，パラリンピックの選手たちは希少な例外なのであろうか。あらためて，障害者がどのように生活しているのかを考えたい。

　図表2-8は，「日常生活動作の状況」を障害種別ごとにまとめたものである。

　まず気がつくのは，身体障害者・精神障害者では「ひとりでできる」「一部支援が必要」という，通常に近い生活環境で生活している障害者が多いことである。日々の生活をなんとか自分ひとりで，あるいは少しの支援を受けてこなしている障害者は少なくない。知的障害者の場合，「お金の管理」「薬の管理」「銀行等での手続き」などの社会活動では支援を必要とする度合いが高いものの，「身のまわりのこと」「家の中での移動」などの日常生活は自分でやっている，または一部で手助けをしてもらっているという人が多数である。

　ここで私たちの周囲に目を向けてみよう。家事も育児も妻に「丸投げ」し，ひとりでは調理も洗濯もできない夫や，整理整頓ができず部屋をゴミ箱状態にしている若者は珍しくないのではないだろうか。このように，たとえ健常者であっても，日常生活が自立しておらず，誰かに依存している事例は枚挙に暇がない。

第2章　障害者の生活とニーズから見えてくるもの　　**53**

図表2-8 日常生活動作の状況

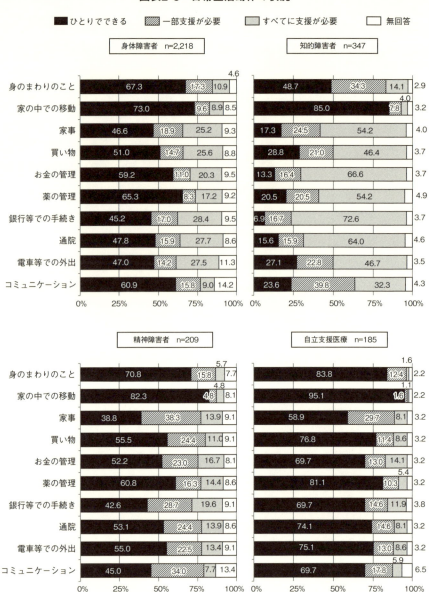

(図表2-8続き)

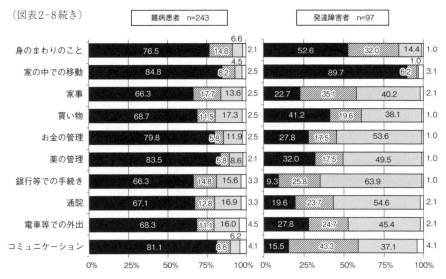

(出所)同前さいたま市調査

　仮に，日常生活のすべてを自分ひとりで営めない人は保護的環境でしか生活できないとするのであれば，健常者と言われる人であっても多くの人がこの条件に合致してしまう。誰かの支援を受けて生活することは特別なことではなく，それを障害者特有のこととしてとらえることに，むしろ偏見があるといえる。

　障害者の多くは自分の力で生活しており，適切な支援や理解があれば十分生活を営むことができ，そして現に，多くの障害者は地域で生活している。「できない」ことに目を向けるのではなく，「どうすれば自立して生活できるのか」に目を向けることが求められている。

(4) 障害者の住環境と家族関係

　人生設計(life plan)についての一般的なイメージというと，学校を卒業後，就職して親から独立する，そして結婚して世帯を構え，子どもを生み育てる，というものだろう。それでは，障害者の場合はどうなのだろうか。

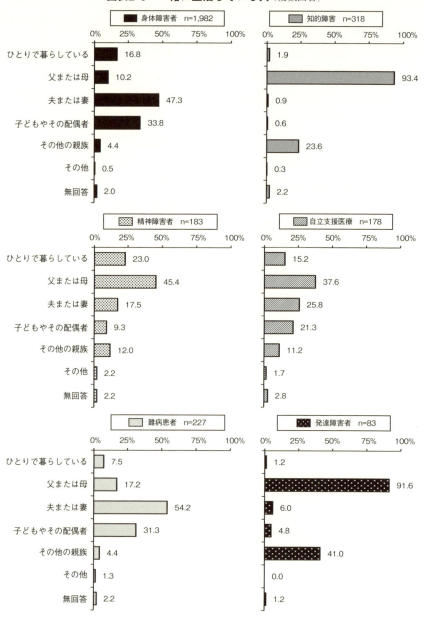

図表2-9 一緒に生活している人(複数回答)

(出所)同前さいたま市調査

図表2-9は身体障害者，知的障害者，精神障害者および自立支援医療利用者（以下「精神障害者等」）に，「一緒に生活している人」を質問した結果である。

　まず気づくのは，身体障害者・知的障害者の「ひとりで暮らしている」率の低さである。わが国の「単独世帯」の比率が25％であることを考えると，とくに知的障害者はひとり暮らしが難しいことがわかる。しかし，一緒に暮らす人の関係は，身体障害者では「夫または妻」「子どもやその配偶者」が多いのに対し，知的障害者では「父または母」が圧倒的で，「その他の親族」の比率も高い。精神障害者等では「父または母」「夫または妻」が多く，「子どもやその配偶者」「その他の親族」も少なくない。

　ここから見えてくるのは，身体障害者の場合は，前述の通り，人生途上で障害者となることが多いため，家庭を持った状態が少なくなく，配偶者や子ども，あるいは子の配偶者と同居する，いわば要介護高齢者に近い生活スタイルなのに対し，知的障害者は多くが親や兄弟姉妹の保護下にあり，独立した生活を営める状況にないことである。これは知的障害者の「親亡き後」の問題が深刻化する背景になっている（→第6章）。

　一方，精神障害者等の場合，確かに「ひとり暮らし」はほぼ平均的であるが，「父または母」が突出している。これは，精神疾患の発病が壮年期以上の場合は配偶者や子ども・子の配偶者と生活することが多いが，精神障害者の多くを占める統合失調症患者のように，少年期から青年期に発症する場合は，結婚できずに単身となったり，親元で暮らし続ける例が多いことがその背景にあるといえるだろう。

　こうした家族関係は，介助者に着目するとよりはっきりする。**図表2-10**は，障害者に「あなたの主な介助者（支援者）は，どなたですか」と質問したものである。

　身体障害者では，配偶者や「子どもやその配偶者」が多いが，知的障害者・精神障害者等では「父または母」が多数となっている。

　おそらく，多くの障害者も人生設計として，独立して家庭を構え自立した

図表2-10 主な介護者（支援者）（二つまで）

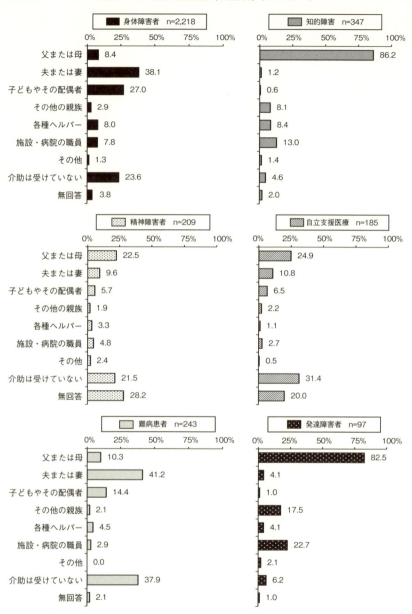

(出所）同前さいたま市調査

生活を営むことを望んでいると思われるが，現実には家族による保護・介助を受けながら，実家に依存せざるをえない状況にある。その背景には，自己責任という考えに加えて，障害者の日常生活の面倒をみるのは家族の責任だという家族主義がいまだ支配的なこと，そして，障害者の日常生活を支える社会サービスがあまりにも貧弱なことがあると考えられる。

　自分の住み慣れた地域で当たり前の生活をしたい，自分なりの人生設計をして自分らしく生きてゆきたい──この当然の願いは，まだ多くの障害者にとって「遠い夢」となっている。

　ここまで，障害者の生活実態や主なニーズに着目して検討してきたが，心身の機能に障害があれば経済的に困窮するのは仕方ない，家族に「養って」もらうのは仕方ない，という社会の「常識」は根深く，いまだに障害を克服することは本人や家族の責任だととらえる考え方も根強い。それが障害者の生活を押さえ込んでいるともいえる。

　そうであれば，地域で当たり前に暮らしたい，人として生きてゆきたいという障害者のニーズは，今日の社会構造から生み出されているといえよう。だからこそ，社会の責任でその解決を図る必要があるとする「社会モデル」（→第1章）の視点での障害理解が，これまで以上に普及することが期待される。

3.　障害者の「生きづらさ」はなぜ生まれるのか

　障害は人類の歴史と共にあり，どの時代にも，どの国にも障害者はいた。
　筆者が福祉事務所の身体障害者担当ケースワーカーに従事しているとき，高齢の視覚障害者や聴覚障害者に障害原因を聞いて驚いたことがある。わが

第2章　障害者の生活とニーズから見えてくるもの　　59

国の医療技術も医療体制もまだ立ち後れていた1960年代までは，トラコーマ（顆粒性結膜炎）やものもらい（麦粒腫），中耳炎などの日常的な疾患で失明・失聴する人が少なくなかったのである。今日であれば，すぐ治療や投薬をすることでほぼ完治し，こうした病気で障害に至ることはまれだ。しかし，わずか半世紀前の昭和後半期でも，このように障害は身近にあったのである。にもかかわらず，なぜ障害者は社会の視野の外に追いやられ，さまざまな生きづらさを背負わされるのであろうか。

　障害者の反対語は「健常者」である。しかし現実社会を見ると，まったく心身の機能に劣ったところのない人間などいるだろうか。先述したメガネやコンタクトレンズの使用者や，老化による「四十肩」「五十肩」，物忘れなどの心身のトラブルを抱えた人は少なくない。まったく病気をしない，心身のどこにも故障がない完璧な人間だけが「健常」だというなら，それは非現実的であろう。

　実は，「健常者」という概念は，社会生活で一般的とされるゾーンに収まる者ということであり，それは社会における科学技術や社会理解の進歩・発展で広がることもあれば，逆に縮小することもある。かつてLGBT（Q）の人々は「異常者」とみなされてきたが，現在，先進国の多くでは「多様な性」としてその存在が社会的に理解されつつあることがその具体例であろう。

　そうであれば，完璧な「健常者」を想定し，「障害者」を異質なものとして排除するのではなく，さまざまな人が，なんらかのハンデイを抱えても，その人らしく生活できるように社会を進歩・発展させることに取り組むべきであろう。ノーマライゼーションの理念（→第1章）もここにある。

　障害者の生活のしづらさの根幹には，「健常者」という幻の構造のもとに，それ以外の者に対して不寛容と排除を強いる社会がある。また，障害者に対する偏見による決めつけが差別の根幹にある。

　障害や障害者の生活と多様性を受け入れない社会は，画一化され非現実的な理念に押し潰される，きわめて脆い社会になる。「障害者」とひとくくり

にして排除するのではなく，一人ひとりを権利主体・生活主体として認め，可能性を考えることが大事ではないだろうか。このことが，障害者にとって重要であるとともに,「健常者」とされる多くの人々にとっても重要なことであるといえよう。

（平野方紹）

〈注〉
(1) 法律的に「障害者」とは，18歳以上の障害のある者を意味し，18歳未満の障害のある者は「障害児」とされるが，ここでは障害者と障害児を総称して「障害者」と表記する。
(2) 総務省統計局「日本の統計2017」2-2「都道府県別人口と人口増減率」。
(3) 人事院「公務員の種類と数」2017年。
(4) たとえば労働者災害補償保険法では，障害補償給付の対象となる「障害等級表」で「外貌に著しい醜状を残すもの」「鼻を欠損し，その機能に著しい障害を残すもの」「生殖器に著しい障害を残すもの」などが盛り込まれており，また戦傷病者特別支援法の戦傷病者の障害認定では「中枢神経障害」という区分が設定されるなど，障害の区分は制度面で統一されているわけではない。
(5) 一例として，わが国の聴覚障害認定があげられる。日本の身体障害認定では，両耳の聴力損失レベルが70デシベル以上（おおむね音声を1000倍にして聞こえる状態）とされているが，先進国の多くは50デシベル以上（100倍にして聞こえる状態）を採用しており，その差は歴然としている。
(6) スザンヌ・E・エヴァンス『障害者の安楽死計画とホロコースト──ナチスの忘れ去られた犯罪』黒田学・清水貞夫監訳，クリエイツかもがわ，2017年，178ページ。
(7) 総務省統計局「日本の統計2017」2-2「都道府県別人口と人口増減率」。
(8) 『厚生の指標増刊　国民の福祉と介護の動向2017/2018』厚生労働統計協会，2017年，132ページ。
(9) 回答区分「わからない」とは，原因が特定できないというもので,「少しずつ耳が遠くなり，とうとう聞こえなくなった」「職場の事故で足を痛めて動かさないでいたら，足の関節が固まってしまった」といったものが挙げられる。原因不明や遺伝的原因によるものは「その他」に区分されている。
(10) 『厚生の指標増刊　国民の福祉と介護の動向2017/2018』厚生労働統計協会，2017年，174ページ。
(11) 自立支援医療利用者の多くは，精神疾患による通院治療の医療費助成の受給者である。精神障害者の一次的定義は，精神障害者保健福祉手帳の所持者となるが，少なくない精神障害者がレッテルを避けて手帳の所持を望まなかったり，そもそも精神障害の受容ができていないために，精神障害者は約392万人（平成23年「生活のしづらさ調査」）でありながら，精神障害者保健福祉手帳交付者数は約86.3万（厚生労働省統計，平成27年度）で，手帳所持率は30％未満と考えられている。一方，在宅の精神障害者の多くが通院しており，自立支援医療を利用していることから，この自立支援医療利用者の現状が，精神障害者の実態をより明確にあらわしているといえる。
(12) 『厚生の指標増刊　国民の福祉と介護の動向2017/2018』厚生労働統計協会，2017年，57ページ。
(13) 多くは兄弟・姉妹が占めている。

第2章　障害者の生活とニーズから見えてくるもの　　61

第3章

障害者福祉をめぐる法律・制度

日本の障害者福祉の制度・施策の変遷が意味すること

はじめに

　現在，障害者福祉についてはさまざまな法律が整備されている。しかし，これは障害をもつ当事者や家族，支援者など，多くの人の努力や奮闘によって実現されたものだ。本章では，各法律ができた時代背景を説明し，法律に込められた理念や願いについて理解を深めていこう。

　各制度の成立過程を振り返る前に，障害にかかわる用語について説明しておきたい。わが国ではじめて統一的な基準を設けて支援をおこなったのは恤救規則（1874〔明治7〕年）である。この恤救規則では，対象者を「70歳以上の老人・孤児・疾病・廃疾で稼働能力がなく扶養する親族や援助できる隣保関係がない無告の窮民」としていた。この中の「廃疾」は「なかなか治らず，また治ったあとも障害の残ることが多い病気。また，その人」（『新明解国語辞典』）という意味を持ち，現代の「障害」に近い意味合いで用いられていた。

　このように，わが国の近代的な障害者福祉のはじまりは，この恤救規則に求めることができる。また，明治期などには，恤救規則の「廃疾」という言葉だけでなく，身体障害を「カタワ」「いざり」と呼んだり，知的障害を「白痴」，精神障害を「癲狂」「狂人」などと表記したりすることもあった。

62　Ⅰ　基礎編

これらのほとんどは現在では差別用語として位置づけられている。このような用語にあらわれているように，障害者へのまなざしには差別や偏見が含まれていた。法律にも差別表現と取られるような用語は登場している。これらは，昔はまだ「人権」という言葉や発想がなく，人権概念を法律に位置づけられなかったという時代的な限界を意味している。今日の障害者福祉の各施策は，一人ひとりの生涯発達を保障するものとして，このような差別・偏見を解消する歩みを続けているといえる。

　本章では歴史を振り返るため，昔の用語がいくつか出てくる。その用語をあえて使っているのは，時代を理解するためであることを理解してほしい。とくに「知的障害」については，第2次世界大戦後から1990年代前半までは「精神薄弱」と呼ばれていた。したがって本章では，歴史解説としては「知的障害」を用いつつ，当時の法律名や団体名などについては，当時用いられた「精神薄弱」を用いて記述していく。

1.「身体障害者福祉法」成立までの経緯

(1)　戦争と傷痍軍人としての身体障害者

　「戦争」という言葉は，今日の日本で暮らす私たちには少し縁遠い響きの言葉かもしれない。しかし，いまから七十数年前の日本は第2次世界大戦という激しい戦争の渦中にあった。この戦争では，数百万人もの人々が兵士として世界各地に派遣され，激しい戦闘を経験した。また国内でも，主要都市は米軍機による爆撃や原子爆弾などで焦土と化した。その結果，軍人・軍属の死亡者が約230万人，民間人では約80万人が犠牲となった (毎日新聞 2014)。

　戦争は，人が命を落とすだけではなく，爆撃により大けがを負うなど深刻な後遺症をもたらした。戦争による傷病を抱えた軍人を「傷痍軍人」という。

第3章　障害者福祉をめぐる法律・制度　　**63**

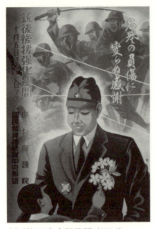

図3-1 戦時中のポスター「名誉の負傷に変らぬ感謝 銃後後援強化週間」(1938年)

(出所) 田島奈都子編 (2016)

もともと日本では，日露戦争後に大量の傷痍軍人が出現し当時の社会問題となった。出征した兵士たちの多くが傷病により働けなくなり，生活が困窮したのだ。そのため，傷痍軍人に対する救済制度が整備されることになった。当時，傷痍軍人たちは「名誉の負傷」などと言われ，社会的な地位は優遇されていた。

(2) 身体障害者と貧困問題

　1945 (昭和20) 年，ポツダム宣言受諾により終戦を迎え，日本は連合軍総司令部 (GHQ) の占領下となった。このGHQの指示により，これまで傷痍軍人に支給されてきた軍事援護は打ち切りとなった。戦後の傷痍軍人たちは，たとえ働くことができず生活に困窮する場合であっても，もはや特別扱いされなくなった。

　さらに終戦後は，南太平洋やアジア諸国の戦地からの復員兵，満州 (中国東北部) や朝鮮半島からの引揚者，空襲や原爆などで焼け出された人々など，おびただしい数の人々が住む家を失い，働く場もない状態に追いやられた。いわば日本全体が貧困状態におちいったといえる。子どもや女性，失明や四肢に障害を負った人などは，ことさら悲惨な状況におちいっていた。

　これらの状況に対応するため，1945年12月には生活に必要な物資や食糧の緊急的な援助をおこなう「緊急生活援護要綱」が決定され，1946 (昭和21) 年から実施された。また同年9月には「(旧)生活保護法」が制定，10月から施行され，貧困対策が実施されることとなった。そして，傷痍軍人など障害をもつ人たちへの支援も，貧困対策の一環として展開されることになった。

戦中は傷痍軍人対策として設置されていた傷痍軍人療養所は，国立療養所として再編された。

　戦地で傷つき，帰国後治療し回復できた傷痍軍人たちは，故郷に戻り生活を再建することができたが，重度の後遺症を負った人たちは退院もままならず，国立療養所で生活を送らざるをえなかった。あるいは入院を継続できず，路上をさまよう生活におちいった人も多かった。当時，街頭で物乞いをする傷痍軍人の姿は「白衣の傷痍軍人」と呼ばれ社会問題化した。

　「入院していたのなら安定した療養生活が送れたのではないのか」と考える人もいるだろう。しかし終戦直後の日本は，先述の通り貧困問題が深刻化し，食糧や物資も不足していた。一般世帯でも困窮していた時代には，入院中の患者への支援まで手が回らない。人，食糧，物資が不足するなかでは入院中の食事も貧しく，丁寧な看護・介護も受けられず，健康を回復することが困難な状態だった。そのため，療養環境の改善をめざして「患者運動」と呼ばれる当事者運動を展開しはじめた人もいた。この患者運動のなかで，「戦争で国のために戦ったのに，物乞いしなければ生きていけない状況に追いやられるのはおかしいのではないか」といった声も上がり，傷痍軍人へのリハビリテーション実施や恩給の回復などが訴えられるようになった。また同時に，「傷痍軍人だけが障害者ではない。民間人で空襲でけがをした人や，生まれつき障害をもっている人も同じように支援を必要としているのではないか」という声も上がりはじめた。

(3)　身体障害者福祉法（1949年）の成立へ

　こうした状況のもと，1947（昭和22）年には障害者に対する職業指導などを規定した職業安定法が施行された。さらに同年に身体障害者職業安定要綱が制定され，身体障害者授産施設が設置されるなど，身体障害者への対策が進むことになった。また，1948（昭和23）年にアメリカからヘレン・ケラーが来

第3章　障害者福祉をめぐる法律・制度　　**65**

日し，それを契機に，視覚障害者に対する支援を盛り込んだ「盲人福祉法」の制定をめざす運動も展開された。こうした障害者たちの運動を背景に1949（昭和24）年，「身体障害者福祉法」の制定に至った（宇山 1998；板山 2012；上田 2015；諏訪田 2005）。

　身体障害者福祉法は，「身体障害者の更生を援助し，その更生のために必要な保護を行い，もつて身体障害者の福祉を図ること」を目的として定められている。また，身体障害者の定義を「『身体障害者』とは，別表に掲げる身体上の障害のため職業能力が損傷されている十八歳以上の者であつて，都道府県知事から身体障害者手帳の交付を受けたもの」と定めた。そして，身体障害者みずからが障害を「克服」し，社会経済活動に参加する努力をおこなうこととした（第2条）。また国や地方自治体には，差別的取扱いを禁止した。こうした規定は，戦後の混乱期に傷痍軍人をはじめとする身体障害者が置かれていた状況に鑑みて定められたものといえるだろう。

　法律制定後は改正を重ね，身体障害者の範囲を内部障害などにも拡大するなど，社会状況に合わせて変化してきている。

2. 知的障害をめぐる法制度の展開

（1）　明治期の知的障害児支援の実態

　身体障害者福祉法が1949年に制定された一方で，知的障害者福祉に関する法律が整備されるのはもう少し後のことになる。

　知的障害のある児童に関しては，1947（昭和22）年に制定された児童福祉法が対応していた。当時の知的障害児への支援は，戦後の大都会に溢れ出した「浮浪児」対策の一環として取り組まれていた。

そもそも知的障害児の専門的施設は，1891（明治24）年に石井亮一が「聖三一孤女学院」を創設し，家庭的な問題や経済的困窮の中にあった少女たちを引き取り，教育を与え自立させようとしたことがはじまりとされる（のちに滝之川学園と改称）。そのため石井は「知的障害児福祉の父」ともいわれた。

明治期の知的障害児が置かれた生活環境は過酷だったようだ。たとえば「障害のある子どもが生まれるなんて一族の恥だ」といった声が家族の中から出るなどし，絶望した母親が子どもを殺して自分も自殺しようとする心中事件が起こったり，離婚を迫られて母親が子どもをひとりで育てることになり，経済的に困窮することもあった。さらにひどい状況になると，子どもは捨てられ，路上をさまよい物乞いしながら生きる者もいたようだ。障害の重い子どもは家の奥に設けられた「座敷牢」に閉じ込められ，一生を閉じられた空間で過ごす者もいた。

そうした状況を改善するべく，民間レベルで白川学園（1899〔明治32〕年），藤倉学園（1919〔大正8〕年），広島治療院（1931〔昭和6〕年）といった精神薄弱児施設が造られ，全国各地で支援が展開されるようになった。しかし，当時はまだ公的な制度はなく，経営は大変困難であった。

(2)　戦争と知的障害児の社会的処遇問題

第2次世界大戦が始まると，アメリカからの石油輸出の停止など経済制裁があったり，市民の生活必需品の生産よりも軍事産業を優先させる国策が取られたりしたこともあり，全国各地で物資が不足する。先述した藤倉学園は施設を軍に提供するよう求められ，施設を明け渡すこととなった。

生活の場を失った障害児たちの生活を誰も保障してくれない。かれらは安全な場所を求めて集団疎開を検討したが，疎開先の選定や移動手段，疎開先での食糧や医療の確保など生活に対する公的な支援はなく，施設長や職員が必死でつてをたどり，安全な地への疎開が実現したという。しかし，疎開先

では藤倉学園の利用者に対する食糧や燃料などの配給もなく，飢えに苦しみ体力が低下した障害児たち10人が死亡した。このように，戦争中は知的障害者たちの生活の保障はほとんど顧みられていなかったのである。

戦争が終わってもこの困難は続いた。そもそも障害のない児童も，親を失うなどして駅舎や公園で寝泊まりするホームレス状態となった時代である。当時の調査では全国に約12万人（沖縄県は除く）の「浮浪児」が確認されている。障害のある子どもたちが，「生活が苦しく育てられない」と路上に放置された事例もあったようだ。増え続ける「浮浪児」は治安面でも社会問題化した。

一方で，子どもは大人による保護がなければ生きてはいけない。親を失い「浮浪児」になれば，子どもたちはたちまち命の危機に直面する。このような存在である児童に対しては，治安対策として，そして，子どもの福祉を守るためという両面から児童福祉法が制定された。児童福祉法には「精神薄弱児施設の設置」が規定され，「精神薄弱児」の保護と「独立自立に必要な知識と技能を与える」と施設の目的が明記された。この法律により，それまで民間レベルで展開されてきた知的障害児施設は，公的な支援を受けながらその数を急増させることになった。

さらに1951（昭和26）年には児童憲章が制定され，「すべての児童は，身体が不自由な場合，または精神の機能が不充分な場合に，適切な治療と教育と保護が与えられる。」と，障害児への支援についても言及されるに至った。同年には，知的障害児の母親らが中心となり「精神薄弱児育成会」（現・全日本手をつなぐ育成会）を設立し，教育や社会福祉，就労の機会の充実などを求める運動を開始した。この親たちの会の設立は，それまで偏見・差別のまなざしの中でものを言えない状態であった，同じ立場の親たちや支援者たちを組織化し，これまでの苦難を共有したり，今後の施策のあり方を検討したりするなど，当事者の声を社会に発信する契機となった。

1953（昭和28）年には，文部省（当時）は「教育上特別な取り扱いを要する児

68　　I　基礎編

童生徒の判断基準」を定め，障害が軽度の児童は学校教育の対象とし，障害の程度が重い児童については施設利用を措置するというように，障害の程度に応じて支援の方向性を変えることを打ち出した。それにより，障害の程度が重い児童については「就学免除」として学校に通わせなくてもよいとした。

(3) 大人になった「知的障害児」への福祉的処遇問題

　こうして知的障害児の支援は展開していくことになったが，これらの状況の中で，戦中・戦前の支援をめぐる状況から改善された点と，新たな課題も明らかになっていった。

　改善されたのは，知的障害児に対する支援が公的な責任のもとで展開され，施設数が増加して多くの児童が利用可能となったことだろう。戦前の民間施設だけでは多くのニーズを受けとめることができなかったが，法律が整備されると税金の補助も増え，全国各地で施設へ入所できる体制が整うことになった。また，戦中・戦前は生活が困窮した知的障害児への支援という位置づけが色濃いものであったが，児童福祉法制定後は，経済的困窮の度合いがそれほどひどいものではなかったとしても施設利用が可能となったことも挙げられよう。これは，知的障害児福祉施策が「貧困対策」から個別のニーズに応じた普遍的な社会福祉サービスへ転換したともいえる。

　その一方で，当時の施策は「施設入所」が前提となっていたことから，さまざまな問題が新たに生まれてきた。ひとつは，入所児童が児童福祉法の対象である18歳を超えてしまった場合，次に生活する場所が確保できず，そのまま児童福祉施設である知的障害児施設に措置延長をして入所せざるをえなかったことがある。当時は成人期の知的障害者を支援する法律は未整備で，社会の中に居場所はなかった。したがって，18歳を超えても施設での生活を継続する人が続出した。これは入所児童にとっては，その年齢に応じたケアを受けることができなかったことを意味する。施設職員も，児童への支援ス

第3章　障害者福祉をめぐる法律・制度　　**69**

キルだけではなく，成人期に達した利用者への支援方法を工夫する必要に迫られた。子どもと大人の支援を同じ施設内で展開することは，おそらくかなりの困難をともなったのではないだろうか。

　こうして，知的障害児施設であるにもかかわらず，入所定員のうち18歳以上の利用者の割合が増えはじめ，新たに施設入所を希望する児童を受け入れることができなくなった。退所者がいなければ居室数はつねに満員で，新たな利用者を受け入れられない。さらに，自宅で親とともに暮らす知的障害児が通える場所もほとんどなかったし，視覚障害や聴覚障害と知的障害を重複してもつ児童への支援体制も未整備であった。学校にも通わず，施設への入所もできなかった障害児は，家の中で過ごさざるをえない。友だちはできにくく，優しく接してくれる教員や支援者とも出会えない。そうした環境の中で育った障害児たちも，やがては成人を迎える。しかし，かれらには就労する場所も，仲間と語りあう居場所もなかった。障害の重度・軽度にかかわらず，さまざまな問題が噴出した時代であったといえる。

　このような状況を改善するために，政府の「中央青少年問題協議会」が1953（昭和28）年に，知的障害児支援のさまざまな政策を整備する「精神薄弱児対策基本要綱」を作成した。ここでは「精神薄弱児に対する適切な諸対策を樹立推進し，国民の理解と協力のもとに，その福祉を積極的に保障」することが明記された。しかし，その一方でこの精神薄弱児対策基本要綱には，「知的障害児に関する『施設の拡充強化』，知的障害児を『収容している少年院の拡充強化』，不良行為を伴う知的障害児の『国立教護院に収容設備を整備充実』，知的障害児の『医療のための精神病院の増床』，遺伝性の知的障害者に対する『優生手術の実施促進』の差別的な項目が列挙されていた」とされる（井上・岡田 2007）。

　今日の視点から見れば，井上らの指摘のように，精神薄弱児対策基本要綱には不足も多い。ただし，社会の中に居場所がなく適切な支援が受けられないまま知的障害児施設で暮らしていた人や，家庭の中で，あるいは家族丸ご

と地域から孤立し，支援が受けられなかった人の問題が，政策課題として認識されたことは大きな一歩であった。

また，精神薄弱児対策基本要綱ができた背景には，先述した「精神薄弱児育成会」が果たした役割も大きい。この「育成会」は，重度障害をもつ子どもの親たちが，就学免除のために通学できないことに対して「障害のある子どもも通える養護学校・特殊学級（当時）の設置を義務づけてほしい」「精神薄弱児施設を増やし，支援内容も充実させてほしい」「そのための法整備を進めてほしい」と訴えたことがはじまりである。そして，子どもの成長に合わせて，成人した障害者たちのニーズに応じた支援策を整備してほしいと，成人期に通所できる施設や生活保障（手当や扶養保険など）の充実を訴えた。

(4) 精神薄弱者福祉法（1960年）の成立

このような「育成会」の働きもあり，厚生省は1959（昭和34）年には精神薄弱者援護施設を設置し，1960（昭和35）年には精神薄弱者福祉法を制定した。

この法律は「精神薄弱者に対し，その更生を援助するとともに必要な保護を行ない，もつて精神薄弱者の福祉を図ること」を目的としている。ここで，この「更生」をどのようにとらえるのかという点で議論が起こった。身体障害者福祉法では，身体障害者みずからが障害を「克服」し，社会経済活動に参加するよう義務づけるなど，職業的な自立更生が想定されていた。しかし知的障害者，とくに重度の知的障害者たちは，親や兄弟，あるいは施設職員による日常生活の支援を受けて日々暮らしており，身体障害者福祉法に定めるような「更生」と同じ文脈で考えることは困難ではないかという指摘がなされた。国は，この指摘に対しては「重度の精神薄弱者については，社会的自立を中心とした更生を期待することが困難であるので，これらの者に対しては，必要な保護を行うことにした」として，身体障害者福祉法とは異なる見解としての「更生」を位置づけた。

第3章　障害者福祉をめぐる法律・制度　71

しかし，重度の知的障害者であっても年齢に応じて発達をしていく。そして，子ども時代にはできなかったことが30代，50代になってできるようになることもある。また，さまざまな経験を通して人格も豊かに形成される。このように，人はその生涯において発達し続ける。このような「生涯発達」の観点からすれば，知的障害者について「更生を期待することは困難」とした当時の判断は疑問を感じるものだ。周囲の適切なサポートがあれば実現できる，さまざまなかたちの「更生」があることを，今後さらに実践の現場で明らかにしていく必要があるだろう。

　また精神薄弱者福祉法は，身体障害者福祉法とは異なり「対象者の定義」を定めなかった。これは，精神薄弱者福祉法より前に制定されていた精神衛生法（1950年）において，法の対象者を「精神病，精神薄弱および精神病質」と定めていたことから，対象者が重なることを懸念したと思われる。また，知的障害を判定する基準が統一されていなかったことなどから，誰にどのような障害があるか判断しづらいために，対象者の規定をあえておこなわなかったと考えられる。

（5）　療育手帳制度──障害の判定をめぐる議論

　そして，「対象者の定義」が定まっていないことから，精神薄弱者福祉法には，身体障害者手帳のような手帳制度は位置づけられなかった。療育手帳制度は，1973（昭和48）年に厚生省（当時）事務次官通知によって設けられ，今日の知的障害者福祉法にも規定されないままとなっている。療育手帳制度が開始される際には，反対派と賛成派から意見が述べられていた。反対派は「療育手帳制度は障害者差別につながるのではないか」と懸念していた。というのも，当時は重度の障害がある子どもは「就学免除」とされ，教育を受けることができなかったためだ。また精神薄弱児施設も，重度の障害のある児童の入所を敬遠する傾向があったようだ。そのため「手帳を取れば，なお

72　　Ⅰ　基礎編

さら教育を受けにくくなり，施設利用も困難になるのではないか」と親や支援者たちは心配した。一方で，「身体障害者手帳ができて身体障害者は支援を受けやすくなった。知的障害児・者にも手帳制度が整えば，支援の内容が充実するのではないか」と期待する声も挙がっていた。この両者の意見は，それぞれに重要な論点を含んでいる。それは「障害をどうとらえるのか」という点である。

　「知的な障害の程度が重度で，生活の多様な側面で支援が必要」と判定された場合，「介護に手がかかるので困る」と理解されれば，手帳は差別を助長するものとなるだろう。また「急に暴れる」などの行動障害が「反社会的行動」として認識されるのであれば，これも同じく差別を助長する大問題となる。

　一方，療育手帳取得の過程で障害児・者本人の特性がわかり，配慮のポイントが整理されるのであれば，必要な支援を組み立て，より豊かな地域生活の実現が可能となるだろう。筆者は，成人期になってから知的障害が判明した人への支援にかかわった経験があるが，そこでは「療育手帳はパスポートのようなもの」ととらえられていた。知的障害は外見で判断しづらく，配慮の必要の有無も判断しづらい。しかし療育手帳があることで，どの程度のサポートを必要としているのか，支援関係者は共通理解をしやすいし，障害者自身も「この手帳を使えば困ったときにはサポートしてもらえる」という安心感を得ることが可能となった。

　このように，「障害をどうとらえるのか」という点は，2016年に起きた相模原事件（→学びの展開①）などで問われた障害者差別の問題にも通じており，今後もさらに検討が必要である。そして，知的障害者福祉法が内包する課題について，改善策を提言していくことも求められているだろう（北沢 2004；2007；渡部 1974；全日本特殊教育連盟ほか編 1972；細渕 1989）。

第 3 章　障害者福祉をめぐる法律・制度　　**73**

(6) 知的障害者福祉法への名称変更の意味

　精神薄弱者福祉法は，こうした課題を含みつつも，当時の社会状況を反映させながら「貧困対策としての障害児施策」から「成人期にも利用できる制度」へと変化を遂げていった。しかし，国連が1971年に「精神薄弱者の権利宣言」，1975年に「障害者の権利宣言」を採択し，さらに1981年に国際障害者年を展開させると（→第1章），わが国でもノーマライゼーションや障害者の権利について議論が広がるようになった。そのなかで，「精神薄弱」という用語には「人格に問題があるような印象を受けやすい」「障害にマイナスのイメージを抱いてしまう」という指摘がなされるようになった。そのため，障害の状態が理解しやすく否定的なイメージをもたない中立な用語への変更が必要という意見が多くなり，1999（平成11）年に「知的障害」へと名称変更されるに至った。

3. 「障害者基本法」成立までの経緯

(1) 三つの障害者福祉施策と課題

　これまで見てきたように，1949（昭和24）年に身体障害者福祉法，1960（昭和35）年に精神薄弱者福祉法（現・知的障害者福祉法）が成立し，それぞれの障害種別に応じた施策が整備された。また精神障害者に対しては，1950（昭和25）年に精神衛生法が成立し，医療を中心とした施策が展開されていた。しかし，このような政策展開にはいくつかの課題があった。

　ひとつめは，制度の狭間におちいってしまい，どの制度も利用できない障害者が生み出されるということである。ふたつめは，それぞれの独自の展開

74　Ⅰ　基礎編

を遂げているため，支援内容に不平等が生じていたという点である。それぞれの課題について述べていきたい。

ひとつめの「制度の狭間」の問題であるが，身体障害者や知的障害者，精神障害者それぞれを対象とし，それぞれの障害の特性に応じた支援内容が法律に整備されているのであるが，精神障害と知的障害が重複している場合などは診断も難しく，どちらの制度を利用すればよいか判断しづらい状況もあった。とくに，障害が重複しているということは，精神障害と知的障害の両方の特性に加え，障害が重なることで生じる特性もある。それら多様な障害の特性に対応できる支援策は各法律には想定されておらず，障害者一人ひとりに応じた支援がしづらい制度設計になっていた。

また，障害の程度が「重度」と判定された場合には，施設でのケア体制が未整備であるからといった理由で利用を断られてしまったり，逆に軽度と判定された場合は「働けるだろうから日中の生活支援は必要ない」と判断されてしまうといった，「障害の程度による狭間」も生まれてしまった。

また，二つめの課題として，各法律の支援内容に不平等が生じていたとしたが，こちらについては，とくに精神障害者に対する支援の遅れが目立っていたことを指摘しなければならない。のちに述べるように精神障害者福祉は，明治期には治安維持・取り締まりの対象として開始され，戦後においても精神病院への収容を基本とした施策が進められた。その結果，身体障害者や知的障害者に比べると，在宅支援サービスの質・量ともに著しい不足がみられた。また先述した通り，知的障害者福祉法には手帳制度が存在しないなど，それぞれの法律によって支援内容の差異も生まれていた。

こうした状況から，障害者当事者や家族，支援者などからは，「どの障害であっても同様の支援が受けられる体制が必要でないか」という声が上がりはじめた。

第3章　障害者福祉をめぐる法律・制度　　**75**

(2)　心身障害者対策基本法（1970年）の成立

　戦後から1960年代にかけて整備された障害者福祉の各法の不平等さを解消し，統一した指針を打ち出す必要性が指摘されるようになったことを受けて，1970（昭和45）年「心身障害者対策基本法」が制定された。

　この「心身障害者対策基本法」では，第3条において「すべて心身障害者は，個人の尊厳が重んぜられ，その尊厳にふさわしい処遇を保障される権利を有するものとする。」と規定されたのだが，この条文によって，はじめて障害者の「個人の尊厳」や「権利」を保障するとの規定がなされたことは評価に値する。

　しかし，心身障害者対策基本法にも課題があった。たとえば，この法律では「心身障害者対策に関する国，地方公共団体等の責務を明らかにするとともに，心身障者の発生の予防に関する施策及び医療，訓練，保護，教育，雇用の促進，年金の支給等の心身障害者の福祉に関する施策の基本となる事項を定め，もつて心身障害者対策の総合的推進を図る」ことを目的として定めている。この規定では，「心身障害者の発生の予防」，それに関する「医療・訓練」が述べられ，障害の新たな発生をいかにして予防するかという点に重点が置かれていた。このような「障害の発生を予防する」という考え方は，障害者を「不幸な存在」「よくない存在」とする考え方（優生思想）のもと，第2次世界大戦中にナチス・ドイツが障害者をガス室で安楽死させる「**T4作戦**」を展開したことにも通底する。「障害の発生を予防する」という考え方は，ともすれば「障害者をこの世から抹殺する」という考え方につながってしまう危険を持っているのである。こうした視点から考えると，心身障害者対策基本法には課題があると言わざるをえない状況であった。また，各種の施策も施設入所を前提としたもので，障害者の地域生活を保障するところには至っていなかった。

　さらに，この法律の対象者を「『心身障害者』とは，肢体不自由，視覚障害，

76　I　基礎編

聴覚障害，平衡機能障害，音声機能障害若しくは言語機能障害，心臓機能障害，呼吸器機能障害等の固定的臓器機能障害又は精神薄弱等の精神的欠陥（以下「心身障害」と総称する。）があるため，長期にわたり日常生活又は社会生活に相当な制限を受ける者」としているように，精神障害者は含まれていなかった。

また，第6条では「心身障害者は，その有する能力を活用することにより，進んで社会経済活動に参与するように努めなければならない。」，同2項「心身障害者の家庭にあっては，心身障害者の自立の促進に努めなければならない。」として，心身障害者とその家族が自助努力で社会的にも経済的にも自立するように課したという点は，大きな課題を残していたといえる。

(3) 障害者基本法（1993年）の成立

1981（昭和56）年の国際障害者年，1983（昭和58）年から1992（平成4）年には「国連障害者の10年」が展開され，わが国でも障害者施策についてさまざまな見直しや計画が立案された。また「完全参加と平等」や「ノーマライゼーション」といった概念が社会に広がりを見せ，障害者に対する社会の理解も変化しはじめた。

こうした状況のもとで心身障害者対策基本法が大幅に改正され，1993（平成5）年に「障害者基本法」が成立した。心身障害者対策基本法では精神障害者が含まれていないという大きな問題があったことに対して，障害者基本法においては「『障害者』とは，身体障害，精神薄弱又は精神障害があるため，長期にわたり日常生活又は社会生活に相当な制限を受ける者」と規定し，精神障害者も含めた内容に改められた。

また法律の目的を「障害者のための施策に関し，基本的理念を定め，及び国，地方公共団体等の責務を明らかにするとともに，障害者のための施策の基本となる事項を定めること等により，障害者のための施策を総合的かつ計

画的に推進し，もつて障害者の自立と社会，経済，文化その他あらゆる分野の活動への参加を促進すること」とした。そして法律の理念として「すべて障害者は，個人の尊厳が重んぜられ，その尊厳にふさわしい処遇を保障される権利を有するものとする」「すべて障害者は，社会を構成する一員として社会，経済，文化その他あらゆる分野の活動に参加する機会を与えられる」とした。このように，心身障害者対策基本法が障害発生の予防を重視していたことに対して，「障害者の自立」「社会参加」を重視したものへと変化を遂げることになった。

しかし，心身障害者対策基本法が，障害者・家族の自助努力を義務づけていた点については継続されることになった。

(4) 障害者基本法の改正（2011年）が意味したこと

2001（平成13）年に，第56回国連総会において「障害者の権利及び尊厳を保護・促進するための包括的総合的な国際条約」の決議案が採択されると，国連において障害者権利条約特別委員会（アドホック委員会）が設置されて，その内容の検討が重ねられた。そして2006（平成18）年，第61回国連総会において「障害者の権利条約」が採択されるに至った。こうした国連や世界的な動向を見据えて，日本国内でも障害者の権利条約を批准するために，障害者対策を整備していく必要に迫られた。そして，2011（平成23）年に障害者基本法は大幅に改正された。

まず大きな改正としては，法律の対象者の規定である。改正法では「障害者」を「身体障害，知的障害，精神障害（発達障害を含む。）その他の心身の機能の障害（以下「障害」と総称する。）がある者であって，障害及び社会的障壁により継続的に日常生活又は社会生活に相当な制限を受ける状態にあるものをいう。」（第2条）と改め，多様な障害をもつ人を対象とする内容となった。さらに「社会的障壁」として「障害がある者にとつて日常生活又は社会生活

を営む上で障壁となるような社会における事物，制度，慣行，観念その他一切のものをいう。」として，障害を生み出す社会の側のさまざまな問題を規定するに至った。

　さらに，この法律の目的を「全ての国民が，障害の有無にかかわらず，等しく基本的人権を享有するかけがえのない個人として尊重されるものであるとの理念にのつとり，全ての国民が，障害の有無によって分け隔てられることなく，相互に人格と個性を尊重し合いながら共生する社会を実現するため，障害者の自立及び社会参加の支援等のための施策に関し，基本原則を定め，及び国，地方公共団体等の責務を明らかにするとともに，障害者の自立及び社会参加の支援等のための施策の基本となる事項を定めること等により，障害者の自立及び社会参加の支援等のための施策を総合的かつ計画的に推進すること」と定め，差別を解消する方向性を打ち出した。

　このように改正障害者基本法では，障害者を「障害の有無にかかわらず，等しく基本的人権を享受するかけがえのない個人」と述べている。障害を「なくすべきもの」とするのではなく，障害の有無にかかわらず「障害の有無によって分け隔てされない」社会をめざすべきものと規定し直したという点では，障害の概念を既存の法律の規定から一歩前進させたといえるだろう。

　そして，これらの法改正には，国際動向に合った施策への転換を求める障害者・家族・支援者の声が大きな影響を与えた。

4. 精神障害者をめぐる法制度の展開

（1）　治安維持と精神障害者

　精神障害者福祉の歴史を振り返ることは，精神障害者への差別の問題を振

り返ることにほかならない。戦前の精神障害者に対する施策は，1875（明治8）年に「路上の狂癲人の取扱いに関する行政警察規則」が制定されていたが，規則の名称からうかがえるように，生活を支えるための施策という性格よりは，治安維持・取り締まりを重視する内容であった。

1900（明治33）年に「精神病者監護法」が制定されたが，この法律は精神障害者を精神病院に収容することを目標にしたものであった。しかし明治期には精神科医も病床も不足していたため，精神障害者を自宅に閉じ込めて行政が管理するという方策をとった。このような自宅監禁を「私宅監置」という。精神障害者を監視することを法律として定め，行政が監督していたということは，国が精神障害者の人権を傷つけていたことにほかならない。精神障害者への差別を市民社会，そして国家が先導してしまったという悲しい歴史を，私たちは忘れてはならないだろう。

1950（昭和25）年に「精神衛生法」が施行されると，さすがにこの私宅監置は禁止されるようになったものの，精神障害者の地域生活を支援するよりも「精神病院に収容する」という基本方針は変わらなかった。戦後すぐにできた身体障害者福祉法，そしてそれに続く精神薄弱者福祉法も，「施設への収容」を重視していた面は共通しているのだが，精神障害者は施設ではなく，医療の対象として病院に収容されたという違いがある。そして，精神病院への入院については，精神衛生法で「措置入院」（自傷他害のおそれのある精神障害者を，医師や行政の判断で強制的に入院させる）が制度化されており，患者（障害者）の意思に反した対応がなされることになった。

また第2次世界大戦中は，知的障害者と同様に，精神障害者も苦難を強いられた。精神病院には食糧配給が行き届かず，多くの死者が出たという。東京府立松沢病院（現・都立松沢病院）のカルテには，多数の患者が食糧不足による慢性栄養失調で死亡したことが記録されている（秋元 2000）。

また，戦地で命の危険に晒されるなど過酷な経験をした軍人たちが，帰国後に精神障害を発症し，社会復帰できなくなる事例も多数あった。たとえば

佐賀県吉野ヶ里町には，戦争末期に精神障害になった兵士の療養施設として「肥前療養所」(現・肥前精神医療センター)が建設され，終戦後に支援が開始された。その療養所の看護師が戦後70年を振り返った際には，「戦友を亡くしたのか，上官にたたかれたのか……。現地の人に襲われたり，殺したりしたこともあったでしょうか。過酷な戦いを思い出すとでしょう。睡眠薬を使う人もいました」「戦地から引き揚げた元兵士が入院していました。どっちを向いても格子があって，患者さんが出歩けるのは中庭だけ。個室には錠があって，あそこで一日過ごすのかと思うとねえ。元兵士は『未復』と呼ばれていました」と証言している(西日本新聞 2015)。

(2) 病院収容時代と人権侵害

1964(昭和39)年には，精神障害者福祉に大きな影響を与えた「ライシャワー駐日大使刺傷事件」が起こった。この事件は，症状が悪化した状態の精神障害者が，駐日米国大使を刃物で刺してしまったものである。この事件が起こると「人を刺すという危険な行為をする人を社会に野放しにしているのか」という行政批判が起こった。そのため厚生省(当時)は精神衛生法を改正し，精神科病棟を整備し病床数を増やしていく方向を強化した。これにより，日本の精神科病棟は1960年代～70年代にかけて急増し，世界でも類を見ない病床数を保持することになった。

入院生活についても数多くの課題があった。地域福祉サービスの整備の遅れや精神障害者に対する差別や偏見から，症状が落ち着き入院の必要がなくなった患者であっても退院することができず，生涯を病院の中で暮らす人も数多くいた。また1983(昭和58)年には，看護職員らの暴行により患者が殺害された「宇都宮事件」が起こった。宇都宮病院だけでなく全国の精神病院で殺人事件や暴力事件など，人権を蹂躙する事態が起こっていることが新聞報道等で取り上げられるようにもなった。

第3章　障害者福祉をめぐる法律・制度　　**81**

このような状況のもとで，身体障害者福祉で整備された職業訓練や，地域の中で住まい続けるための細やかな支援内容が，精神障害者に対してはなかなか整備されないという経過をたどったのである。

(3)　精神衛生法から「精神保健法」（1987年）へ

精神病院に入院する患者への人権侵害は，国会でも議論され社会的に認知されるようになった。また，国連人権委員会でも，日本の精神障害者福祉施策における人権侵害が大きく取り上げられ，世界的な批判が寄せられるに至った。そのため政府は法改正を余儀なくされ，1987（昭和62）年には精神衛生法を改正し「精神保健法」に改めた。

この法改正では，「患者の人権擁護」と「精神障害者の社会復帰の促進」が掲げられた。そして，精神患者の入院について患者の同意を取る「任意入院制度」が創設されたり，入院患者の退院に関して，患者自身からの退院請求や行動制限など処遇に対する患者の要求などを法的な面から審査する「精神医療審査会」が設置されるといった改善が図られた。

この法改正以降，措置入院患者や家族などの保護義務者の同意による医療保護入院をする患者数も減少し，患者本人の同意による任意入院が増えることにつながった。患者の死亡事件が起こらなければ，このような法改正がおこなわれなかったということも，精神障害者への差別を考える上で忘れてはならない事実だろう。

(4)　精神障害者の地域生活の実現へ

1993（平成5）年には精神保健法の一部改正がおこなわれ，「精神障害者地域生活援助事業（グループホーム）」が法定化され，またさらに「精神障害者社会復帰促進センター」を設置するなどの内容が盛り込まれるに至った。

さらに1995（平成7）年には，「精神保健及び精神障害者の福祉に関する法律」（通称「精神保健福祉法」）が成立する。これは，93年に障害者基本法が成立したことと関連している。心身障害者対策基本法では，精神障害者は法の対象から除外されていたが，障害者基本法では精神障害者も「対象」として明記されるに至った。そのため，障害者基本法にのっとり精神保健法も見直されることになったのである。そして，精神障害者の人権に配慮した精神医療の整備や，患者の退院・地域社会への復帰の促進を図ること，精神障害者の自立や社会参加に向けた支援が位置づけられることとなった。

また，先述の通り法律の名称が「精神保健及び精神障害者の福祉に関する法律」に改められた。これにより，精神障害者への対策は，これまでの「医療中心」から「福祉」としても位置づけられることとなった。

しかし，その後も精神病院での入院患者に対する人権侵害や不祥事はなくならなかった。そのため，このような事件・不祥事の発生を防止し，精神障害者の人権擁護を強化するために，1999（平成11）年に精神保健福祉法を一部改正することになった。

(5)　医療観察法（2003年）──ふたたび監視の方向へ

このように，精神障害者をめぐる法律は，90年代以降は精神障害者の人権を守るかたちへと整えられていたが，2000年代に入ると動向が変化した。

2001（平成13）年，大阪教育大学附属池田小学校に凶器を持った男性が侵入し，教室にいた児童らに次々と襲いかかった。そして，児童8人が刺殺され，児童13人・教諭2人がけがをする事件となった。事件の詳細が明らかになる過程で，男性に精神科の治療歴があることが判明すると，「人に刃を向ける精神障害者は危険だ。なぜそんな危険な人物を社会の中で野放しにするのか」という批判が起こった。そして，法を犯す精神障害者には特別の治療が必要であると新聞・メディア上で主張されるようになった。

第3章　障害者福祉をめぐる法律・制度　　83

その結果，精神障害の症状（幻覚や妄想など）で善悪が判断できない状態で殺人・強盗・傷害・傷害致死・強姦・強制わいせつ・放火などの重大な他害行為を起こした精神障害者については，精神病院や外来において一定期間強制的に入院や通院治療をさせ，ふたたび罪を犯さないようにしようとする「心神喪失等の状態で重大な他害行為を行った者の医療及び観察等に関する法律」（通称「医療観察法」）が2003（平成15）年に成立することになった。

　しかし，この事件の裁判過程において，男性には心神喪失も心身耗弱もなく，善悪を判断できる状態であったことがわかり，医療観察法の対象にはならないことが判明した。また，精神障害者本人や家族，支援者からも「この法律には，精神障害者は危険だとする差別意識が反映されている」として反対運動が展開されたが，医療観察法はそのまま維持されることになった。

　さらに，2016（平成28）年には，知的障害者施設の入所者が刃物で19人殺傷される「相模原障害者施設殺傷事件」が起こった（→学びの展開①）。ここでも容疑者に措置入院など精神科治療歴があったことから，措置入院時の退院のあり方などを見直す必要があるといった議論が展開された。

　このように，精神障害者をめぐる福祉施策は，治安維持・取り締まり策として開始され，精神障害者のさまざまな苦難を背景に，障害者の人権を尊重する支援内容へと変化を遂げてきたものの，2000年代に入ってふたたび「治安維持」的な要素を強化してきている。しかし，私たちはこれらの法律の変遷から，精神障害者の人権がふたたび傷つけられてはいないか，注意深く考える必要があるのではないだろうか。

　精神障害者は病院や地域でたくさんの差別を受け，時には命を奪われてきた。こうした状況は，ひとつの医療機関，ひとつの地域だけで起こったのではなく，全国各地で発生していた。しかし重大犯罪が起こると，その事件がまるで精神障害者全員が起こしたもののように受けとめられ，法律の制度変更につながってしまっている。精神障害者は，差別や被害を受けているときには救済されず，誰かが重大事件の加害者になれば「障害者全員が危険だ」

84　Ⅰ　基礎編

と言わんばかりに制裁を与えるような対応が取られてきたということを意味する。この事実を私たちは深刻に受けとめなければならない。障害者の権利条約や障害者基本法の理念を踏まえて，精神障害者福祉の充実と差別の解消に努めなければならないのではないだろうか。

5. 「障害者自立支援法」がもたらした矛盾

（1） 措置から契約へ

わが国では，1960年代は高度経済成長のもと，さまざまな社会保障・社会福祉の法律が整備され，多様な支援が展開されていった。しかし1970年代のオイルショック，1990年代のバブル経済の崩壊を経験し，不況が深刻化するなかで，社会保障・社会福祉の予算が段階的に削減された。とくに90年代には社会福祉基礎構造改革がおこなわれ，社会保障・社会福祉関連の法律がくりかえし変更された。

1995年に社会保障制度審議会から「社会保障体制の再構築に関する勧告——安心して暮らせる21世紀の社会を目指して」が発表され，そこで今後の社会保障・社会福祉の基本理念が提起されている。ここでは，第一に「すべての国民が社会保障の心，すなわち自立と社会連帯の考えを強くもつこと」「社会連帯とは頼りもたれ合うことではなく，自分や家族の生活に対する責任を果たすと同じように，自分以外の人と共に生き，手を差し伸べること」と「自立と社会連帯」が強調され，第二に「資源の効率的な配分に資する医療保険制度，財源配分を増やし介護や子育てにも力を入れる」ことが提言された。そして第三に，「利用者が自分で選択してサービスが受けられるようにすることが大事であり，この観点からも現在の社会福祉制度における

第3章　障害者福祉をめぐる法律・制度　　85

措置制度を見直す」，第四には「職域や地域で細かく分立している社会保険制度を始め社会保障制度全般にわたって，公平性や効率性という観点から統合や一元化の方向をさらに進め」るなどの「改革の基本理念」が示されている。

こうした社会保障・社会福祉改革の議論の影響を受け，2003（平成15）年の支援費制度，2005（平成17）年には「障害者自立支援法」が成立するに至った。

（2） 措置制度から契約制度への転換がもたらした矛盾

これまで，社会福祉施設の入所などサービス利用は「措置制度」であった。措置制度では，利用者が行政に相談し，行政が利用者のサービス利用要件が満たされているかどうかを判断した上で，サービスの開始や廃止について法令に基づいた行政権限である「措置」がおこなわれた。しかし，このしくみでは，サービス内容が質量ともに不足しているなかでは，利用者自身にはサービスの選択ができない。そのため，利用者みずからが自分に必要なサービスを選べるよう「契約制度」へと変更することになった。

契約制度は，利用者が各サービス提供事業者との個別の契約に基づいてサービスを利用するしくみである。これにより，たとえば「自宅近くの施設に通所したい」といった利用者によるサービスの選択が可能となった。しかし，それでもサービスの量は自治体によって差異がある上，何よりも，どのような基準でサービスを選べばよいかわからない利用者にとっては，そもそも「選択する」という行為が困難となる。そのため，行政が責任をもって必要なサービスを決定し措置していた時代よりも「契約できない状態にある人」への対応は後退することになってしまった。

また契約制度下では，サービスの利用料が「**応能負担**」から「**応益負担**」へと変化した。サービスを利用した量が多ければ，そのぶん負担額も増えるというしくみである。障害者自立支援法では「応益負担」としてサービス料

86　I　基礎編

の1割を利用者が負担するしくみとなった。もちろん低所得者への対応は別途おこなっていたが，この「応益負担」の導入は，障害者団体や家族，支援者からも大きく批判された。

障害の程度が重い人ほど身の回りのことや社会参加，就労など多様な場面での支援を必要としている。その支援を「利益を得た」というように扱われることはおかしいのではないか，という意見であった。重い障害をもつ人たちにとっては，それらの支援があってはじめて「普通の暮らし」「人並みの暮らし」が実現しているのであって，それは憲法で定められた平等を保障する国の責務であり，個人が享受する「利益」とはいえないということである。とくに就労支援の現場では，「働きに行っているのに，給料を貰うどころか利用料を払わねばない」という矛盾した状態も発生してしまった。

(3) 「自立」とは何かを問う

社会福祉基礎構造改革以降，社会福祉・社会保障関連の施策で強調されるようになったのが「自立」という言葉である。2000年代以降に新たに整備された「ホームレスの自立の支援等に関する特別措置法」(2002年施行)，「障害者自立支援法」(2005年施行)，「生活困窮者自立支援法」(2015年施行) などは，その名称に「自立」という言葉が入っている。また支援の内容についても「自立」が強調されるようになった。

これは，国際障害者年などを経て，障害者福祉の理念のひとつである「自立と社会参加の支援」が広がったことを意味しているともいえる。しかし，当初の「自立」とは，多様な側面での「自立」を想定していた。障害者の自立生活運動 (→第4章) で提唱されたように，他者からの日常的な支援を活用しながらも，みずからの生活については自己決定することや，地域活動への参加をめざす考え方であった。

ところが障害者自立支援法では，「福祉から就労へ」というスローガンが

第3章　障害者福祉をめぐる法律・制度　　**87**

謳われ,「就労すること」「働いて賃金を得て生活を成り立たせる経済的自立」が強調されるようになった。

確かに「働くこと」は自分の力を発揮できる良い機会になるし,仲間とともに課題を乗り越える経験を通して,他者との関係も広がっていくだろう。さらに,賃金を得られれば映画を観にいったり旅行に行くなど余暇を楽しむことができる。「働くこと」を通して私たちは自己実現を体験し,社会参加していると言える。しかし,「どのような労働をするのか」ということも問われなければならない。長時間労働や低賃金など劣悪な雇用条件のもとでの就労は,働く人の心身を蝕んでしまうだろう。

そして,もっとも重要なことは,就労自立・経済的自立の強調が「働けない人は一人前とは言えない」というような発想を導き,多様な「自立」のあり方を否定してしまうことにある。人は働くから価値があるのではなく,その人の存在そのものに価値があり,その存在が輝くことこそ「自立」というのではないだろうか。社会福祉基礎構造改革以後の「自立」の考え方は,国際障害者年や障害者自立生活運動などが蓄積してきたものとは意味の異なるものであったといえよう。

(4) 障害者総合支援法(2012年)へ

「応益負担」を原則とする障害者自立支援法について,身体障害者,知的障害者,精神障害者たち,その家族,支援者などが集結して反対の声を挙げ,全国で71人の障害者が原告となり障害者自立支援法違憲訴訟が展開されるなどの大きな批判が起こった。とくにこの違憲訴訟では,原告と国のあいだで「障害者自立支援法違憲訴訟原告団・弁護団と国(厚生労働省)との基本合意文書」が結ばれた。そこでは「遅くとも平成25年(2013年)8月までに,障害者自立支援法を廃止し新たな総合的な福祉法制を実施する。そこにおいては,障害福祉施策の充実は,憲法等に基づく障害者の基本的人権の行使を支

援するものであることを基本とする」という約束が交わされるに至った。これらにより，政府は障害者自立支援法の大幅な改正を求められ，2012（平成24）年に同法に代わる法律として「障害者の日常生活及び社会生活を総合的に支援するための法律」（通称「障害者総合支援法」）が成立した。

　障害者総合支援法では，法の目的に，これまでの「自立」という言葉に代わって「障害者及び障害児が基本的人権を享有する個人としての尊厳にふさわしい日常生活又は社会生活を営むこと」が掲げられた。そして，対象者の範囲については身体障害者，知的障害者，精神障害者（発達障害者含む）に加えて一定の難病患者も対象者と位置づけられた。また，障害者自立支援法の障害程度区分が知的障害・精神障害・発達障害の状態を適切にとらえきれていないという批判を踏まえて，障害の特性を反映させた「障害支援区分」に改正されることになった。さらに，障害者が住み慣れた地域で生活を継続できるための「住まいの確保」についても視点が置かれ，「共同生活介護（ケアホーム）」は「共同生活援助（グループホーム）」へと一元化されることになるなど，脱施設化がさらに推進されることになった。

　しかし，この法律には，まだまだ課題が山積している。応益負担から応能負担へと再改正されたものの，障害者は所得が低い状態で暮らす人が多いため，サービス利用料を支払えない場合が少なくない。そうなるとサービスの財源を税に依存する傾向が強まることとなる。社会保障・社会福祉予算が削減されているなかで，利用者負担を減らした状態で法律の維持ができるのかという指摘もある。

　こうした状態では，サービス提供事業所の報酬単価が切り下げられ，障害者福祉の実践現場で働く人の雇用が維持できない状態も生み出されている。労働者の雇用が守られなければ，障害者が選択できるほどのサービスの質・量を確保することもできないが，国は予算拡大をする方向には向かっていないのが現状である。

　また，障害者が65歳に達して以降は介護保険の利用へと移行することに

なっている。これについては，高齢者の介護と障害者の日常生活の支援では，支援が必要となる場面や支援方法が異なっているにもかかわらず，その違いへの配慮がなされない対応となってしまっていることも大きな問題である。

6. 「障害者差別解消法」の成立が
   意味すること

（1） 障害者の権利条約に定められた「差別の禁止」

　2006（平成18）年に国連総会で採択された「障害者の権利に関する条約」は，障害者への差別禁止や障害者の尊厳と権利を保障することを義務づけた国際人権法に基づく人権条約として位置づけられている。わが国も2007（平成19）年に同条約に署名した。そして，2009（平成21）年には，同条約の締結に必要な国内の障害者関連法の整備など障害者福祉制度を集中的に改革するため，内閣に「障がい者制度改革推進本部」を設置した。さらに，障害者施策の推進に関する事項について意見を求めるため，同本部の下に障害当事者，学識経験者等からなる「障がい者制度改革推進会議」が開催されることになった。

　推進会議では合計14回の議論がおこなわれ，それを踏まえて2010（平成22）年に「障害者制度改革の推進のための基本的な方向について」が閣議決定された。そして，障害者差別を禁止する新しい法律の整備をめざして，推進会議の下に「差別禁止部会」が開催され，「障害を理由とする差別の禁止に関する法制」を制定するために諸外国の法律を調査したり，差別のとらえ方を検討したりし，雇用や司法手続き，教育，選挙など多様な場面での差別の実態を明らかにした。こうした議論を踏まえて2013（平成25）年に「障害を理由とする差別の解消の推進に関する法律」（通称「障害者差別解消法」）が成立した。

90　　I　基礎編

(2) 「合理的配慮」が位置づけられた

　障害者一人ひとりの心身の状態や生活環境に応じて，それぞれ固有のニーズが生まれる。それらに対応していくことを「合理的配慮」と呼ぶ。たとえば四肢麻痺があり，文字を書くことやパソコン操作に時間がかかる場合には，レポートの提出期限を他の学生よりも遅い時期に設定したり，聴覚障害者が授業に参加できるよう授業中に要約筆記者を配置するといった配慮をすることなどが例として挙げられるだろう。

　障害者差別解消法では「社会的障壁の除去の実施についての必要かつ合理的な配慮に関する環境の整備」（第5章）として，「行政機関等及び事業者は，社会的障壁の除去の実施についての必要かつ合理的な配慮を的確に行うため，自ら設置する施設の構造の改善及び設備の整備，関係職員に対する研修その他の必要な環境の整備に努めなければならない。」と定められた。しかし，一方では「行政機関等は，その事務又は事業を行うに当たり，障害者から現に社会的障壁の除去を必要としている旨の意思の表明があった場合において，その実施に伴う負担が過重でないときは，障害者の権利利益を侵害することとならないよう，当該障害者の性別，年齢及び障害の状態に応じて，社会的障壁の除去の実施について必要かつ合理的な配慮をしなければならない。」（第7条第2項）とするなど，差別を禁止するという強い拘束力は規定されなかった。

　そのため，この法律ができて以降も，差別的な対応をされたという声は障害者当事者から上げられ続けている。「何が差別なのかを社会が理解しないなかで，差別を解消すること，禁止することはできないだろう」と言う人もいる。たとえば，ある車いす利用者は，先頭車両以外に乗車したいという希望を駅員に伝えたが，「その時間の電車は混雑するので車いすは邪魔になる」と拒否されたと語った。盲導犬と共に飲食店を利用したいと思っても，入店を拒否される事例も報告されている。

第3章　障害者福祉をめぐる法律・制度　　**91**

障害者差別は，法律ができたからといってすぐに解消されるものではない。私たち自身の中にも「それは仕方ないこと」と諦めてしまう意識はないだろうか。そうした「仕方ない」と思ってしまうこと，そこに差別の思想はないだろうか。

　私たちは，障害のある人の状況を詳しく知っているといえるのだろうか。多様な障害の実態を当事者から学び，そしてその生活の中に生じている社会的障壁の実態を理解し，障壁をなくすのは，私たち一人ひとりの責務ではないだろうか。

（中野加奈子）

WORK

❶ 私たちの身近にある障害者差別の事例を調べてみよう。

❷ 「自立する」とはどういうことなのか，障害者福祉の歴史を振り返りながら意見をまとめてみよう。

〈参考文献〉

秋元波留夫（2000）「精神障害者は20世紀をどう生きたか」『月刊ノーマライゼーション　障害者の福祉』第20巻228号

板山賢治（2012）「戦後三十年，障害者施策の展開と障害者運動」『月刊ノーマライゼーション　障害者の福祉』第32巻8号

井上照美・岡田進一（2007）「知的障害者入所更生施設の歴史的課題の検討──知的障害者の『地域移行』に焦点をあてて」『生活科学研究誌』第6号

上田早記子（2015）「失業者対策と傷痍者対策の重複──障害者に対する職業訓練のふりわけ」『大谷大學研究年報』第67号

宇山勝儀（1998）「障害者福祉法制の史的展開2　対象者別障害者福祉法の制定」『リハビリテーション研究』第94号

北沢清司（2004）「『知的障害』と認定されるまでの問題点」『月刊ノーマライゼーション　障害者の福祉』第25巻281号

───（2007）「知的障害者における障害の定義をめぐる問題と課題」『月刊ノーマライゼーション　障害者の福祉』第27巻313号

諏訪田克彦（2005）「障害をもつ人の自立支援研究（1）就労支援における身体障害者授産施設の現状と課題」『福祉臨床学科紀要』第2号

全日本特殊教育連盟・日本精神薄弱者愛護協会・全日本精神薄弱者育成会編（1972）『精神薄弱者問題白書』1972年版

田島奈都子編（2016）『プロパガンダ・ポスターにおける日本の戦争』勉誠出版

西日本新聞（2015）「戦後70年へ　証言をつなぐvol.8　精神障害，かなわぬ『復員』」2015年5月31日

細渕富夫（1989）「戦後精神薄弱児（者）施設処遇の変遷とノーマリゼーションへの課題（上）」『長野大学紀要』第10巻4号

毎日新聞（2014）「数字は証言する　データで見る太平洋戦争」8月15日

渡部淳（1974）「療育手帳制度における『特典』を巡って」『臨床倫理学研究』第12巻2号

Ⅱ　課題編

第4章

障害者の自立生活運動と
当事者支援

障害者の自立問題と，当事者主権を支える生活支援の基本原則

....

はじめに——障害者の「自立生活問題」と
「当事者主権」を取り上げる理由

　障害者福祉を学ぶ私たちが知っておくべき人物に，**エド・ロバーツ**（Edward Roberts, 1939–1995年）がいる。アメリカ・カリフォルニア州で生まれ，呼吸器と四肢に重度の重複障害のあったロバーツは，コミュニティ（地域社会）の中で障害者が自立して生きることが可能だと証明し，その後「自立生活運動の父」と呼ばれることになった。

　彼が始めた取り組みは，コミュニティの中で障害当事者が人間として当たり前の生活を実現するための，具体的な支援方法と自立生活プログラムの開発であった。その活動はその後「**自立生活運動**」（Independent Living Movement：以下「IL運動」）と呼ばれ，1970年代以降，世界的な広がりをもたらした。

　この運動は，従来までの自立の概念の中核をなしていた，着替え・食事・入浴・排泄・移動等の「ADL中心の自立の考え方」[1]の視点を転換し，「自分のことはすべて自分ですること」ではない「**新しい自立の概念**」を導いた。この新しい自立の概念は，コロニー[2]等の施設での集団生活の中で軽視されてきた，障害者の基本的権利（人権）の再確認を求めるものであった。

96　Ⅱ　課題編

本章では，こうした障害当事者運動の歴史を追い，それが切り開いた地平を明らかにしたい。ロバーツらのIL運動の意義は，「障害者にとって真の自立とは何か」という問いを立て，その答えとして，「ADLを誰かに依存しながらでも，自分の判断と意志による自己決定が尊重され，行使できることが障害者の自立である」という新しい自立の概念（＝依存しながらの自立）を誕生させたことにある。この新しい自立の概念は，人間としての「自己選択」と「自己決定権」を障害者にもたらす，人間性の復興（ルネサンス）と呼ぶにふさわしい社会の意識変革に向けた挑戦的なメッセージを含むものであった。

　以上の視点を基調とする本章の目的は，「障害」を障害当事者の個性（特徴／特質）として位置づけながら，自立生活に必要な各要件の定義と支援の視点を理解すること，そして，障害があるがゆえの（社会的な）生きづらさや，日々直面するバリア（社会的障壁）を生活の中でどのように実感しているのかを，当事者のまなざしに寄り添いながら，より深く理解することである。最後に，「当事者主権」[3]がめざす，障害当事者がコミュニティの中で「自立」するために必要な社会変革とは何かについても考えてみてほしい。

1. 障害者の自立問題の起源と歴史

（1）　CILの始まりとIL運動の歴史

　障害者の地域生活を支援する拠点として「**自立生活センター**」（Center for Independent Living: 以下「CIL」）と呼ばれる組織体がある。現在では世界的に展開する，このCILの起源は，先述したエド・ロバーツという障害当事者であった。彼は13歳のときにポリオにかかり，四肢麻痺と呼吸障害を併せ持つ重度の重複障害者となる。1962年にカリフォルニア大学バークレー校へ

第4章　障害者の自立生活運動と当事者支援　　**97**

入学するが，彼の障害に対応できるバリアフリー住宅が確保できず，大学キャンパスの「学生保健センター」の一室を居室として通学することを余儀なくされた。

　当時，障害者の高等教育への支援はまったく未整備であった。そのような大学の環境の中で，ロバーツはみずから率先して，自分を含む障害のある学生たちが自由に学習できる大学の環境改善活動に取り組んだ。具体的には，バリアフリーなキャンパスづくりためのアクセシビリティの改善，障害者を管理するような大学側のリハビリテーション・システムへの異議申し立て，介助ボランティアの育成，さらに車いすの修理サービス，ピア・カウンセリング（当事者によるカウンセリング）などの運動を，障害当事者の仲間たちと進めたのである。その運動を支える基本的理念として，①障害当事者のニーズは，当事者本人が一番よく知っているということ，②障害当事者のニーズは，さまざまな複合的支援が統合的に組みあわさったときにもっとも有効に機能すること，③障害者の生活はコミュニティの中で実現されるべきものであること，といったCIL活動の理念が確立された。

　当時のアメリカの時代状況として，黒人をはじめとするマイノリティ（少数派／弱い立場の集団）を中心に，差別撤廃・人権回復をめざす運動や，学生などによるベトナム反戦運動が展開されていた。中でも，黒人への差別や人権侵害に非暴力主義の立場で立ち向かい，公民権運動のリーダーとなったキング牧師[4]が象徴的存在であった。

　こうした同時代の背景のもとで，ロバーツ自身も，社会の中のマジョリティ（多数派／強い立場の集団）の無理解，無関心，偏見・差別による生きづらさ（社会的障壁＝バリア）という共通の問題を抱える当事者の社会改革運動に触発されたのである。その後，彼は大学院を経て教鞭をとり，1970年には連邦政府から財政援助を得て「障害をもつ学生への援助プログラム」を作成・提案した。大学を卒業した1972年にカリフォルニア州バークレーでCIL（自立生活センター）を設立し，初代の所長となる。さらに1975年からは，カリフ

ォルニア州リハビリテーション局長，国際障害研究所所長を務めた。

(2)　日本における障害当事者活動のはじまり

　日本における自立生活センター（CIL）設立の前史においては，1957年の「**青い芝の会**」の誕生がきわめて象徴的な意味を持っている。

　「青い芝の会」は当初，脳性マヒ者の相互親睦の集団として始まった。しかし，1970年に横浜で起きた母親による障害児殺害事件で，母親の減刑を求める嘆願書への署名が近隣住民によって募られたことを契機に，当事者団体として「障害者は本来あってはならない，殺されても構わない存在なのか」と反対の声明を掲げ，障害者に対する社会のあり方の問題を告発したのであった。以後「青い芝の会」は，きわめて明確な主張を持つ障害当事者の社会運動団体として認知され，その活動を展開することになる。[5]

　1979年にエド・ロバーツが来日し，日本各地でCILの必要性について講演をおこなった。彼の来日は当時の日本の障害当事者たちにも大きな刺激を与えることになる。その後，1981年の「国際障害者年」を契機に，アメリカ系企業であるダスキンが日本国内で「広げよう愛の輪基金」を設立し，社会貢献（メセナ）事業プログラムとして「障害者リーダー育成海外研修派遣事業」を開始した。この派遣事業を利用してアメリカで研修を受けた障害当事者たちが，その後の日本のCIL運動の担い手となった。

　1986年，日本初のCILとして「ヒューマンケア協会」が東京都八王子市に誕生した。さらに91年にはCILと障害者自立生活運動の支援協議団体として「全国自立生活センター協議会（JIL）」が設立され，現在に至っている。

(3)　自立生活運動がもたらしたもの

　こうしたIL運動の展開から導き出された「新しい自立観」の意義をまとめ

よう。IL運動の中で提起された「依存しながらの自立」という理念は、一見、矛盾しているかのように感じられるが、その意味は以下の言葉に集約されている。

「人の助けを借りて、15分で衣服を着替えて仕事やコミュニティの中に出かけられる人間のほうが、自分で服を着替えるのに2時間もかかるために、疲れ果てて家の中にいるほかない人間よりも自立している」

これは、他者への依存は排除しないが、自分の意志で選択と判断をして自分で決定すること、すなわち自己決定への他者の恣意的な介入およびコントロールは排除する、という考え方である。つまり、障害当事者の自立とは「自己決定することに価値を置く自立観」である。言い換えるならば、ADL（日常生活動作）について、さまざまな支援サービスを日常的に受けながらでも、「自分のことは自分で決める」という自己選択をすることに、自立の本質があるということである。

(4) 「自立問題」に内在する本質的課題

この「自立の本質」を手がかりとして、障害者の「自立問題」の本質的課題について考えてみたい。中西正司・上野千鶴子（2003）によれば、「ふつう、私たちは『自立』というと、他人の世話にならずに単独で生きていくことを想定する。だがそのような自立は幻想にすぎない。どの人も自分以外の他人によってニーズを満たしてもらわなければ生きていくことができない。社会は自立した個人の集まりから成り立っているように見えて、その実、相互依存する人々の集まりから成り立っている。（中略）障害を持った人が、必要な助けを必要なだけ得られる社会は、どんな人も安心して生きていける社会だ。それは、障害の有無にかかわらず、私が私の人生の主人公であることを貫くためである。障害者運動から生まれた『自立』の概念は、非障害者を標準にできあがった、それまでの『自立』観を、大きく変えた」（中西・上野2003、

pp.7-8）。

　つまり，CIL運動の中から生まれた自立観は，非障害者（健常者）にも発想の転換を迫るものであった。それは，障害という特別な個性ゆえに当事者がコミュニティにおいて感じる「生きづらさ」＝生活問題の最大の原因は，障害当事者の側ではなく，依存を許容しない社会の側に存在するというとらえ返しである。つまり，社会に内在する社会的障壁（バリア）こそが，障害者の自立生活にとっての障害であるという認識の転換である。

　この認識の転換は，障害当事者だけでなく家族，ヘルパー，ボランティア等の支援者の側にも求められている。それは，治療・リハビリテーションを含む「**医学モデル**」（→第1章）の呪縛からの脱却を意味している。

　しかしながら，「医学モデル」の考え方は，人間がもつ弱さに根ざし，一見すると自然で，違和感のない見方であるために，そこからの脱出には困難がともなう。

　たとえば中途障害者の場合，「もとのような状態を回復したい，失った部位や機能を取り戻したい」と願うこと自体は，人間の自然な心理である。それゆえに，失った機能の回復・再生のための医学的治療や，リハビリテーション医学の専門家の指示に従うことを受け入れてしまう。そこには，疾病や事故で受けた機能障害（インペアメント）により能力障害（ディスアビリティ）をもつことになった障害者を，できるだけ健常者（非障害者）に近づけようとする医学モデルの視点が強力なパラダイム（支配的なものの見方，認識枠組み）を形成している。

　一方，自分自身の障害を受け入れ（＝障害受容）つつ，障害による「生きづらさ」をもたらしている原因が，自分ではなく社会の側に存在しているという視点から生まれたのが「**社会モデル**」の考え方であった。この視点は，「障害者が非障害者（＝健常者）に変わるための，専門家の指示による訓練や矯正・更生ではなく，障害のある人間が生きにくい社会，生きづらい状況をつくりだしている社会（＝環境・制度・意識の総体）の側こそが変わるべき対象

第4章　障害者の自立生活運動と当事者支援　　101

なのだ」と主張する考え方である。この視点は，障害者をノーマルにするのではなく，障害者がノーマルな生活ができるように，できる限り生活環境を調整・変更することを主張する「ノーマライゼーション」の理念とも呼応する。

(5) 障害当事者が生み出した「障害学」の意義

ここで，新たな障害者運動と CIL，ならびに障害者と社会・文化・価値をめぐる関係のあり方について，障害当事者の視点から探求を試みる学問である「**障害学** disability studies」にふれておきたい。『現代社会福祉辞典』（有斐閣）によれば「障害学」は以下のように説明されている。

> 障害を分析の切り口として確立する学問，思想，知の運動である。障害学では，社会が障害者に対して設けている障壁や，これまで否定的に受けとめられることが多かった障害の経験の肯定的側面に目を向け，文化としての障害，コミュニティとしての障害，障害がもつ独自の価値・文化に着目する。（『現代社会福祉辞典』有斐閣，2003年，p.223)

障害学という新しい学問は，CILの歴史と連動する障害当事者運動の中から生まれたものであると理解することができる。障害に対して否定的（ネガティブ）な価値観を付与する社会環境に対する異議申し立てであり，かつ，障害を肯定し，社会における価値と文化の変革を志向する積極的（ポジティブ）な生き方を，障害当事者の側から発信する学問研究分野なのである。その意味で，障害学には，従来からある障害者福祉分野を体系化している制度・施策に関する視点の転換をもたらした意義がある。

2. CILの基本理念と今日的課題

(1) CILの基本理念を支えるもの

　障害者の自立生活支援モデルの基本理念と，自立生活プログラムについて若干の説明をしておきたい。まず『現代社会福祉辞典』の「自立生活支援モデル」の項目を抜粋引用しておこう。

　　　ガベン・ディジョング (DeJong, G.) は，障害に関する問題を障害者個人に帰し専門的介入によって問題解決を図るリハビリテーション・モデル (医療モデル) に対して，問題は環境にあり，ピア・カウンセリングや障害者自身による権利擁護によって問題を解決する自立生活モデル (independent living model) を提示した。(『現代社会福祉辞典』有斐閣，2003年，p.250)

　デジョングの「自立生活支援モデル」の考え方を，もう少しわかりやすく本書の視点から説明するならば，(自立を阻害する) 問題は個人にあるのではなく，リハビリテーション・モデルという医学モデルによる処方箋の側にある。つまり，医師と患者の関係のように，支援の専門家とクライエントの関係における，専門家信仰に近い「依存関係」，専門家の指示に従うことがもっともよい選択であり当然であるとする関係性こそが実は問題なのである。問題解決のためには，当事者の持つ力としてのピア・カウンセリングおよび当事者自身による権利擁護に，もっと注目するべきであることをデジョングは主張している。

　この視点の転換により，障害者は (消極的で) 依存的な患者やクライエントの役割を脱して，(積極的で) 主体性を持つサービスの消費者 (コンシューマー) もしくは利用者 (ユーザー) になるべきであるという意図が込められている。

第4章　障害者の自立生活運動と当事者支援　　**103**

（2）　CILの基本条件とその活動プログラム

　CILの基本条件とその活動プログラムについて，JIL（全国自立生活センター協議会）は以下のように定義している。[6]

　　　JILでは，全米自立生活協議会（NCIL）の試行錯誤の歴史に学び，発足当初から以下の条件を満たしている団体を自立生活センターと規定しています。
　　　1．所長（運営責任者）と事務局長（実施責任者）は，障害者であること。
　　　2．運営委員の過半数は，障害者であること。
　　　3．権利擁護と情報提供を基本とし，介助派遣サービス，住宅相談，ピアカウンセリング（ピアとは仲間の意味），自立生活プログラム（ILP）のなかから二つ以上のサービスを不特定多数に提供していること。
　　　4．障害種別を超えたサービスの提供。
　　　5．会費が納入できること。〔JILの加盟CILとしての認定を受ける場合――引用者注〕

　上記3の四つの活動プログラムの内容について具体的に説明しておこう。
　　　①介助派遣サービス……介助者探しとサービス内容のコーディネート
　　　②住宅相談サービス……バリアフリー住宅探し，賃貸交渉支援等
　　　③ピアカウンセリング…当事者の悩みに対処する当事者によるカウンセリング活動
　　　④自立生活プログラム（ILP：independent living program）……金銭管理，調理，移動管理，対人関係のコミュニケーションスキル，介助者管理，トラブル処理等の方法について具体的に訓練するプログラム
　たとえば，車いすによる移動が中心となる身体障害者の自立生活の実際について考える。CILの基本方針に基づきながら，車いすでの暮らしが可能な

バリアフリー住宅を探し，必要ならば住宅改造を家主に依頼し実施させる。24時間365日配置できるような介助者（パーソナル・アシスタントまたはパーソナル・アテンダント）を探し出し，勤務シフトをコーディネートする。その場合，自立生活プログラムのもとでは，障害者の自立生活を支援する介助者を，障害者が雇用する立場になる。つまり互いの関係性としては，介助者は障害当事者よってリクルート（募集採用）され，雇用契約に基づきながら賃金が支払われ，教育・管理を受け，仮に雇用する側（障害者）のニーズに応えられない場合は解雇される立場となるのである。当事者が抱える自立生活上のさまざまな悩みに関しては，障害当事者であるピア・カウンセラーによってカウンセリングがおこなわれる体制となっている。

　CILの活動は，当事者活動を中核としながら，障害者から社会・福祉施策への問題提起をも積極的におこなう「運動体」である。と同時に，日本では「障害者総合支援法」（2013年施行）における障害者福祉サービスの基盤を支える「事業体」という側面も担っている。

　CIL運営において最低限めざされるべき「基本的目標・役割」は，以下のように集約することができる。

（基本的目標と役割）

① 障害当事者の視点から障害者支援の制度と具体的な施策基盤の弱さ（問題点）を指摘し，支援をより強化するために行政や社会に向けて提言する「運動体」としての取り組み
② 障害当事者の権利としての自己決定力および介助者の管理（マネジメント）力や，他人とのコミュニケーション能力を高める交渉力の養成
③ コミュニティにおける「障害」および「障害者」理解促進のため啓発活動の推進

　しかしながら，CILの運営上の現実的課題として，「運動体」としての性

第4章　障害者の自立生活運動と当事者支援　　**105**

格と「事業体」としての性格のバランスの悪さがある。具体的に，CILは事業体として介助者派遣事業や相談支援事業，作業所としての生活介助事業などを組み合わせて運営されている。だが，現実の介助者不足は深刻であり，たびたび介助者を募集しても，24時間365日，安定的に雇用できる介助者やボランティアの確保は困難な現状である。その結果，CILの活動の基盤である自立生活支援事業それ自体が停滞する傾向にある。

また，多くのCILでは「障害者支援計画」や「障害者総合支援法」の実施に基づく，各自治体からの事業委託に依存した財政状態にある。そのため行政機関に提出する書類作成のための業務の増加や煩雑化により，本来の障害当事者団体としての「運動体」の機能が弱体化する傾向がある。結果として，「事業体」としても当事者団体としての独自色を打ち出すことが難しいというジレンマを抱えがちである。

しかしながら，CIL活動の担い手たちは，これらの自分たちの役割（目標）と課題に日々向きあいながら，エド・ロバーツの残した「障害はパワーだ。生きるエネルギーだ」を合言葉に挑戦を続けている。

3. 障害者の自立を妨げるものへの挑戦

2013（平成25）年の「障害者基本法」一部改正において，障害者の定義は以下のようになった。

第2条（定義） 障害者　身体障害，知的障害，精神障害（発達障害を含む。），その他の心身の機能の障害（以下「障害」と総称する。）がある者であって，障害及び社会的障壁により継続的に日常生活又は社会生活に相当な制限を受ける状態にあるものをいう。

さらに第3条（地域社会における共生等），第4条（差別の禁止）には，社会的障壁の除去に際して「合理的配慮」（→第1～3章参照）の必要性が明記された。

ここでは，障害者の生活のしづらさ（生活上の困難さ）は，障害者の個人的要因と社会の環境的要因との関係から生まれると理解される。それは，顕在的または潜在的な六つの特徴を持つものである。

① 疾患（病気）と障害とは共存する場合がある（疾患と障害の共存性）

② 各障害はそれぞれ独自な特徴を有する（相対的独自性）

③ 障害は生活のさまざまな場面と相互に影響する（相互影響性）

④ 障害は社会環境の影響によって変化する（環境との相互作用）

⑤ 障害それ自体は完全に固定されたものではない（障害の可逆性／変容性）

⑥ 可視化が困難な障害がある（可視化の困難性）

たとえば，疾病と障害が共存しながらも，その可視化が困難な障害である精神障害者への支援を，ICFモデル（→第1章）に基づき「アプローチ等介入の視点」と「支援方法」について考えてみたものが**表4-1**である。

表4-1　精神障害者に対する支援方法

ICF	アプローチ等介入の視点	支援方法
精神症状	心理・治療的アプローチ	医学モデル（薬物療法・精神療法）
機能障害	心理・治療的アプローチ	医学モデル（薬物療法・精神療法）
活動の制限	社会リハビリテーションアプローチ	SST（社会生活技能訓練）OT（作業療法）等
参加の制約	ケースワーク・グループワーク	デイケア活動・集団活動への参加機会提供
環境因子	環境改善・調整	SHG（セルフヘルプ・グループ）・家族支援・地域支援
個人因子	経験の機会拡大・障害受容	自分の疾患・障害の理解支援

（筆者作成）

このように，疾患と障害を併せ持つ精神障害者への支援は，「医学モデル」と「社会モデル」を共存させながら，その当事者としての主体性を起点とし，「ストレングス（強みを生かす）モデル」や「多職種連携によるチームアプローチ」で支援することが必要である。生活環境の改善においても，偏見・差

別を抱かれやすい障害であるがゆえに，精神障害に対する社会的啓発（理解促進）活動がつねに求められている。

4. 障害者の自立生活の要件定義と支援の視点

　CIL運動の中で生まれた「新しい自立観」についてはすでに述べた。「自立とは何か」という問いはきわめて多義的であり，自立の諸相とも呼ぶべきさまざまな側面を持っている。いったい，誰にも頼らず，完全な自立を実現している人間など，この世界に存在しているのだろうか。

　ここでは，個別的な自立生活の要件について，筆者なりの簡単な定義と支援の視点を示しておきたい。自立生活の基本要件には，身体的自立・精神的自立・経済的自立・居住環境の自立・社会的自立の五つの要素が考えられる。

（1）　身体的自立

定義　障害当事者にとって日常生活上，必要で，適切で，かつ，安全な介護（介助）支援を，介護（介助）者に依頼し，迅速かつ快適な介護（介助）を可能にすること。

支援の視点　身体的自立を支えることは，当事者の自己決定権を尊重することであり，ADL（着替え・食事・排泄・入浴・移動等の日常生活動作）に関しての「依存による自立」「依存しながらの自立」も自立であるという「新しい自立観」を具体化する意味をもつ支援である。

108　Ⅱ　課題編

(2) 精神的自立

定義 自分の考えに基づきながら，自己選択と自己決定を障害者本人が実行し，その結果についても，可能な範囲で責任が取れるようになること。

支援の視点 精神的自立を獲得するには，精神的な自由を基本とした自立生活にともなう危険（リスク），危機（クライシス）の経験を丸ごと引き受ける覚悟が必要である。「自己選択—自己決定—可能な範囲での自己責任」という当事者の自己決定権の尊重と，リスクを負うことへの覚悟の獲得が本人の自尊心・自信につながり，セルフ・エンパワーメントを促進することになる。それは同時に，他者に対する精神的依存関係からの脱却とセットで成立する自立支援である。

(3) 経済的自立

定義 なんらかの仕事に就き，みずからの手で生活費を稼ぎ出していくこと，あるいは障害により一般的就労や福祉的就労（就労支援事業所やジョブコーチ等の支援を受けながらの仕事）ができなくとも，最低限，自分の障害年金や生活保護費を自己管理できるようになること。

支援の視点 経済的自立のためには，就労の工賃（給与）もしくは障害年金や生活保護等の社会保障制度を活用しながら，得た収入を貯金する・節約する・使う等を自分で判断する金銭管理能力（金銭感覚）が求められる。たとえば知的障害者の経済的自立を支援する場合には，「いまの生活に必要なものなのか，ただ単に欲しいだけのものなのか」についての判断力を養うかかわり（関与）が必要となる。

(4) 居住環境の自立

定義 自分の障害に適した生活形態を決定し，生活の居場所を確保し，その

場での暮らしが豊かに実現できるようになること。また，内装・設備等に不具合や違和感・不便があれば改造（具体的には物理的バリアフリー等の設備）を施し，自分なりに自由に使用できる居住生活環境をつくり出していくこと。

支援の視点　そこで暮らす障害当事者の意見を聞きながら，たとえば身体障害の場合には障害の程度に応じた室内外のバリアフリー化促進，視覚障害者の場合には室内にある物の位置や台所のガスレンジの使い勝手等，ひとつひとつ確認し，慣れるまでニーズを確かめることが重要である。「安全で安心して住むことができる快適な居住（暮らしの拠点）の確保」は，自立生活を実現する土台だと考える支援の視点が必要である。従来の社会福祉の考え方の中に「居住をめぐる福祉問題」という視点がすっぽりと抜け落ちていたことは歴史的事実である[7]。

(5)　社会的自立

定義　みずからが生きる社会に存在する秩序や道徳を身に付け，自分を取りまく人々や社会から，社会に貢献しうる者として受け入れられるようになり，自分自身もそれを社会的なアイデンティティとして確認できるようになること。

支援の視点　社会的自立は，障害者に限らず，すべての人間における自立生活の最終目標である。しかし障害のある人々にとっては，社会的資本としての人的・物質的・経済的ネットワークを形成しながら到達しうる，きわめて難易度の高い自立のあり方であることを支援者は理解しておかねばならない。

　以上，自立の基本的な五要素について簡単に述べたが，いずれも障害者だけに特有なことがらではない。老いれば誰もが障害者となるとの観点に立って，「自立とは何か」について自分なりに自問することで，より障害者の自立の本質への理解が深まるだろう。

5. 当事者とは誰なのか
——社会的弱者から主権者としての当事者へ

　ここまで「障害当事者」や「当事者家族」という表現を使用してきたが，あらためて，当事者とは誰なのか，当事者をめぐる「主権」と「主体」の問題について考えてみたい。

（1）　当事者の「主権」の由来について

　「**当事者主権**」という言葉は，上野千鶴子・中西正司『当事者主権』(2003)の中で造語として提起されたものだという。その後，上野は『ケアの社会学』(2011) 第3章の中で，当事者とは誰かをめぐり以下のように述べている。

　　本書で採用するもうひとつの，より根源的な規範的理念は，「当事者主権 individual autonomy」である。人権の中でもっとも基本的な人権は，たんに「生命と財産を守る」という消極的な権利だけではなく，「自己決定権」，自分の運命を自分で決定する自由である。(中略)「当事者主権」とは，中西正司とわたしが共著『当事者主権』[中西・上野2003]のなかで造語したものだが，「主権」という強い用語を当てたのは，「他者に譲渡することのできない至高の権利」という含意から来ている。人権の拡張によって得られた「ケアの権利」は，この当事者主権にもとづいていなければならない。だからこそ，ケアの権利の積極的／消極的の軸は，ケアすること／ケアされることの自己決定権の有無にもとづいて立てられたのである。「当事者主権」と類似の概念には，「当事者主体」「利用者本位」「消費者主権」のような用語がある。社会福祉学には，従来から「当事者主体」の概念があり，それはソーシャルワー

クにおける「バイステックの7原則」からきている。（上野2011，p.65）

　社会福祉分野に限らず，保健医療分野においても言えることだが，クライエント中心主義，利用者本位，クライエントの自己決定権というように，「当事者／患者」をまず「クライエント（client，原義は〔忠告を〕聞く人）」と命名していることの意味について考えてみたい。

　結論から言えば，「ケアする援助者」と「ケアされる当事者」の関係は対等ではなく，非対称の関係にあるという認識を，関与する当事者間において共有しておく必要がある。専門家と非専門家の関係におけるパワーバランスでは，教育・知識・訓練による経験知を含めて専門家側に有利な力と条件が与えられている。その前提のもとに，クライエント（当事者／患者）は専門家の指示・指導に「従う／お世話になる，サービスを利用させていただく」という受動的な援助関係がはじめから誕生している。

　医療分野では近年，「十分な説明による同意（インフォームド・コンセント）」がスローガンに掲げられてはいるが，その発端は，医療事故等の裁判に備えた専門家側の自己防衛策という性格をもっていた。つまり，治療によって病気や障害がうまく治らない場合でも，それを決めた患者の自己責任に転嫁することができるしくみなのである。

　それでは，社会福祉分野における専門家と「クライエント／当事者」の関係はどうだろうか。現実には，障害者は確かに「自分の（または家族を含めた）生活問題を自助努力で解決することができないため，専門家からの支援ニーズを抱えている状態にある者」という立場にある。しかし，社会福祉の対人援助関係論の基本書である『ケースワークの原則』（原著1957年）の中でバイステックが考案した次の7原則を手がかりに，援助関係の違いを考えてみたい。

　　原則1：クライエントを個人として捉える
　　原則2：クライエントの感情表現を大切にする

原則3：援助者は自分の感情を自覚して吟味する

原則4：受けとめる

原則5：クライエントを一方的に非難しない

原則6：クライエントの自己決定を促して尊重する

原則7：秘密を保持して信頼感を醸成する　（バイステック1996, p.27）

　この7原則を貫く考え方は，上野が指摘したように，専門家の存在を背景に退かせ，援助関係の中心にクライエントを置き，クライエントの思考・感情・意志・自己決定権・秘密を尊重する「当事者主体」の視点に基づいており，「当事者主権」とも親和性が高いといえる。

(2) 「当事者主権」という概念がもたらすもの

　上野千鶴子 (2011) は，「当事者主権」という概念が障害学の視点から誕生したことを明言しながら，今日の社会的状況を踏まえて，その意義と必要性を以下のように述べている。

　　「当事者主権」という概念が障害学の分野から生まれたのは偶然ではない。というのも，「消費者主権」同様，援助の対象となっていながらその実，援助の内容についての自己決定権を長きにわたって奪われてきたのが障害者だったからである。障害者に限らず，女性，高齢者，患者，子どもなどの社会的弱者に「当事者能力」が奪われてきたことを前提に，それらの人々の「自己決定権」を主張するために，「当事者主権」という用語がつくられる必要があった。「当事者主権」とは何よりも社会的弱者を権利の主体として定位するために，必要とされた概念なのである。(上野 2011, p.67)

つまり，上野の言葉を借りるならば，「社会的弱者」として位置づけられた人々は，みずからの基本的権利である自己決定権をパターナリズム[8]によって長らく剥奪されてきた。その上で，かれらの生活をめぐる福祉支援ニーズは，社会問題の歪み（＝経済状況や政治的施策のミスリード）の反映として「生活問題」を抱え込むことを余儀なくされたものと位置づけることが可能である。

　そして，その生活問題を自分の力で防御し，緩和・解決（解消）する力の脆弱な立場にある者が「社会的弱者」であり，かれらこそが「権利の主体者である」ことを，当事者と社会の双方に自覚化／意識化させる意義が「当事者主権」という言葉に込められていると読み解くことができるだろう。

おわりに
──障害当事者運動の「歴史から学ぶ」ことの意義

　障害者の自立問題と自立生活問題をめぐり，「医学モデル」から「社会モデル」への転換の意味とその意義についてはすでに述べた[9]。

　本章の最後に，**ダイバーシティ**（diversity：多様性）とノーマライゼーション理念の関連性についてふれておきたい。近年，耳にすることが増えたダイバーシティという概念は，基本的に人種・性別・宗教等の多様性を意味してきたが，近年はLGBT（Q）等の性的マイノリティや，高齢者・身体障害者・精神障害者を含めた多様性をも意味することが多くなっている。こうした多様な主体によって構成される社会において，互いのズレ・差異・相違点を受容し，尊重することに価値を置くことが社会的なコンセンサス（共通理解）として求められている。この考え方は，ノーマライゼーション理念を基盤とする自立と共生の生活支援モデルの中核的概念であると考えることができない

だろうか。

　具体的に，障害当事者の生活場面の中で支援モデルとして活用する場合には，障害者の権利条約で提起された「合理的配慮」の考え方と有機的にリンクさせる視点が必要となる。そのために，障害者と共に生きるコミュニティを実現する施策の立案力と実践力／臨床力が，障害福祉学を学ぶ者に問われている。

　そして，障害のある人がコミュニティの中で暮らそうとするときに，その個人の有する「障害」と，その人が暮らす環境との関係において生じる特別な生活上の困難さ（支援ニーズ）をもつ「普通の市民である」ことが軽視されてはならない。障害があることで制約や制限の多い生活を強いられるとするならば，それは基本的人権の侵害にほかならない。そうではなく，障害者自身が当事者としての主権を持ち，生活の主体者として生活を営んでいくことにこそ価値がある。障害者の自立生活（CIL）運動の歴史は，まさにそのことを物語っている。

　「愚者は自分の経験のみからしか学べず，賢者はむしろ歴史から学ぶ」とはドイツの宰相ビスマルクの言葉である。本章で述べたことは，IL運動をはじめとする障害当事者たちの「歴史（＝過去の他者の経験）を学ぶ」のではなく，「歴史から学ぶ」ことの重要性であり，それにより現代に生きる障害者の自立のあり方をより深く理解し，かれらと「共に生きる社会」をめざして「未来を変革する力」を得ることなのである。　　　　　　　　　（結城俊哉）

WORK

❶ 障害者の自立生活支援に求められている当事者性とは何だろうか。

❷ 自立生活運動と当事者主権の考え方の共通点と違いを考えてみよう。

❸ 障害者の恋愛や結婚，性の問題に関する本（安積1993；橋爪2016；ホーキン

第4章　障害者の自立生活運動と当事者支援　　115

グ青山2017；倉本2005；障害者の生と性の研究会1994など）のいくつかを読み，ノーマルな生活とは何かについて考えてみよう。

〈注〉
（1）Activities of Daily Living＝「日常生活動作」と訳される。
（2）日本の福祉分野では，コミュニティから遠く離れた場所に隔離された心身障害者の大規模収容施設を意味することが一般的である。
（3）障害「個性論」の議論については，茂木俊彦（2003）は比較的わかりやすく，考える手がかりとなる文献である。当事者主権に関しては，中西・上野（2003）が基本的文献となる。
（4）1964年7月に「公民権法」が制定され，アメリカでは法の上での人種差別が終わりを告げることになった。同年にノーベル平和賞がキング牧師に授与されるが，その後，彼は68年4月4日に暗殺される。享年39歳であった。
（5）その後の日本おける障害当事者活動についての詳細は，安積純子ほか（2012）等の関連文献を参照。
（6）全国自立生活センター協議会編『自立生活運動と障害文化——当事者からの福祉論』2001年，17-18ページ。
（7）この「居住福祉問題」について指摘してきた先駆者である早川和男による『住宅貧乏物語』（1979年），『居住福祉論』（1997年），早川和男・岡本祥浩『居住福祉の論理』（1993年）などがきわめて参考になる。
（8）辞書的には「父親的温情主義」と訳されるが，対等な関係ではなく，相手を保護する対象と位置づけ，本人のためならば相手の同意を得なくても，また相手の意に反してでも関与／干渉が許されるととらえる非対称の関係を意味する。
（9）なお，他の支援モデルの中に，人間の生物学的側面と心理学的側面，さらに社会的存在としての3側面から支援方法を考える「生物・心理・社会（バイオ・サイコ・ソーシャル）モデル」がある。さらに，第1章でもふれたが，1980年代からジャーメイン（Germain, C.B.）とギッターマン（Gitterman, A.）らによって提唱された「人と環境の交互作用」に焦点をあてた「エコロジカル（生態学的）アプローチ」を基盤として体系化した「生活モデル」と呼ばれるものもある。この「生活モデル」は，①人間（クライエント）を取りまく環境との接点（インターフェイス）における相互作用の適応不全から生活問題は生じているものであり，②生活問題解決のためには，その個人のプラスの側面を強化することでストレス・コーピング（対処）能力を向上させ，一方，③環境からのストレスを軽減させるようにも働きかけ「相互の変容」をともなう，生態学（エコロジカル）的視点の統合支援モデルという位置づけにある。この「生活モデル」をICFの考え方とかかわらせながら理解することはとても興味深いので，発展的な学びとしてソーシャルワーク関連の論文・書籍をあわせて読んでみてほしい。

〈参考文献〉
秋元美世・大島巌・芝野松次郎・森本佳樹ほか編（2003）『現代社会福祉辞典』有斐閣
安積遊歩（1993）『癒しのセクシー・トリップ——わたしは車イスの私が好き！』太郎次郎社
安積純子・岡原正幸・尾中文哉・立岩真也（2012）『生の技法——家と施設を出て暮らす障害者の社会学（第3版）』生活書院
石川准・倉本智明編著（2002）『障害学の主張』明石書店

石川准・長瀬修編著（1999）『障害学への招待』明石書店

上野千鶴子（2011）『ケアの社会学——当事者主権の福祉社会へ』太田出版

楠敏雄（1998）『自立と共生を求めて——障害者からの提言』解放出版

倉本智明（2005）『セクシュアリティの障害学』明石書店

佐藤久夫（1992）『障害構造論入門』青木書店

シャピロ，ジョセフ・P.（1999）『哀れみはいらない——全米障害者運動の軌跡』秋山愛子訳，現代書館

障害者の生と性の研究会（1994）『障害者が恋愛と性を語りはじめた』かもがわ出版

杉野昭博（2007）『障害学——理論形成と射程』東京大学出版会

世界保健機関（WHO）（2002）『ICF　国際生活機能分類——国際障害分類改訂版』障害者福祉研究会訳編，中央法規出版

全国自立生活センター協議会編（2001）『自立生活運動と障害文化——当事者からの福祉論』現代書館

中西正司（2014）『自立生活運動史——社会変革の戦略と戦術』現代書館

中西正司・上野千鶴子（2003）『当事者主権』岩波新書

バイステック，フェリックス・P.（1996）『ケースワークの原則（新訳版）』尾崎新ほか訳，誠信書房

橋爪真吾（2016）『セックスと障害者』イースト新書

早川和男（1979）『住宅貧乏物語』岩波新書

————（1997）『居住福祉論』岩波新書

早川和男・岡本祥浩（1993）『居住福祉の論理』東京大学出版会

バーンズ，C.，マーサー，J. ＆シェイクスピア，T.（2004）『ディスアビリティ・スタディーズ——イギリス障害学概論』杉野昭博・松波めぐみ・山下幸子訳，明石書店

樋口恵子（1998）『エンジョイ自立生活——障害を最高の恵として』現代書館

ホーキング青山（2017）『考える障害者』新潮新書

星加良司（2007）『障害とは何か——ディスアビリティの社会理論に向けて』生活書院

松兼功（1994）『障害者に迷惑な社会』晶文社

————（1997）『こころの段差にスロープを』日本経済新聞社

見田宗介編集顧問（2012）『現代社会学事典』弘文堂

茂木俊彦（2003）『障害は個性か——新しい障害者観と「特別支援教育」をめぐって』大月書店

小山内美智子（1997）『あなたは私の手になれますか——心地よいケアを受けるために』中央法規出版

結城俊哉（1998）『生活理解の方法——食卓から社会福祉援助実践の展開』ドメス出版

————（2013）『ケアのフォークロア——対人援助の基本原則と展開方法を考える』高菅出版

渡辺一史（2013）『こんな夜更けにバナナかよ』文春文庫

COLUMN
学びの展開①

障害者虐待について考える

　2016年7月26日未明，相模原市の障害者施設「津久井やまゆり園」において，元職員が19名の入所者を刺殺，職員を含む26名が負傷するという凄惨きわまりない事件が発生した。この事件は，日本の戦後史上でも最悪の殺人事件であると同時に，重度の重複障害者を狙った事件であること，加害者が元職員であること，その加害者自身も精神科医療をうけ措置入院を経験していたこと……等のあらゆる側面で，日本の障害者福祉の歴史に重い事実を刻むことになった。

　この事件においては，犯行の凄惨さ以外に，こうした大規模入所施設が現在でも重度の障害者の生活の場とならざるをえないこと，事件後に被害者の名前が（遺族の意向や，それに対する配慮といった理由で）ほとんど報道されなかったことなど，日本社会に現在も障害者に対する偏見や差別が根強いことを私たちに痛感させることになった。

　事件の容疑者は，「意思疎通のできない障害者には生きる価値がない」「障害者は不幸を生み出すことしかできません」と明言し，重度の障害者を選択的に殺害したことを事件後に認めている。ここには，第2次世界大戦中におこなわれたナチス・ドイツのT4計画（障害者の「安楽死」措置）にも通じる，優生思想と障害者差別に基づく犯罪（ヘイトクライム）としての性格があらわになっている。

　障害者福祉を学ぶ私たちは，この衝撃的な事件から何を学び取るべきなのだろうか。異常な人物による特殊な事件と考えてよいのだろうか。ここでは，相模原事件に限らず，全国の障害者施設や介護施設でしばしば発生している障害者や高齢者への虐待という問題と結びつけて考えてみたい。

　一般に，「偏見」とは「ある集団や個人に対して客観的な根拠なしにいだかれる非好意的な先入観や判断」（『大辞泉』）を意味し，「差別」とはそうした偏見に基づいて，特定の集団を不当に低く取り扱う行為であるとされている。

　障害者をはじめ人種・国籍，性別，性的指向，年齢等々，個人の特性や属性によって集団をカテゴリー化し，他の人々（マジョリティ）と異なる扱いをすることは差別となる。障害者への虐待も，虐待者が抱く障害者への偏見がトリガー（引き金）と

なり，差別行為が暴力的な形で顕在化したものであると考えることができる。

　虐待問題の基盤には，虐待者が，みずからの偏見に基づく差別的行為としての虐待の対象として，かならず自分よりも弱い者・声をあげられない者を標的にするという構造がつねに存在している。そこには相手をコントロールしようとする権力関係が機能している。

　日本においては，2011年に「障害者虐待防止法」が成立した。同法では，虐待の定義（第2条）として，「養護者」（家族等），「障害者福祉施設従事者等」（職員等），「使用者」（障害者を雇用する事業主）によるものを「障害者虐待」として定義している。いずれの立場も，支援を必要とする障害者に対して権力をもつことがわかるだろう。

　障害者虐待防止法以前に，「児童虐待防止法」（2000年），「高齢者虐待防止法」（2005年）も成立しているが，虐待行為の類型に関してはほぼ共通している。障害者虐待防止法の第2条で定義されている虐待の5類型を以下に示しておこう。

① **身体的虐待**：身体に外傷が生じるような暴行や，正当な理由なく身体的な拘束をすること
② **性的虐待**：障害者にわいせつな行為をすること，またはわいせつな行為をさせること
③ **心理的虐待**：相手に対する暴言や，著しい拒絶的な対応により心理的外傷を与えること
④ **放棄・放置（ネグレクト）**：障害者を衰弱させるような著しい減食，または長時間の放置など，養護を怠ること
⑤ **経済的虐待**：障害者の財産を不当に処分すること（預金や障害年金等の搾取を含む）や，障害者から不当な財産上の利益を得ること

　このような行為が，障害当事者の基本的人権を侵害する許されない行為であることは言うまでもないだろう。しかし，現実に虐待行為を問われた虐待者の多くは，「躾のつもり」であるとか「思わず感情的になってしまって」とか，「本人のためにと思って」といった自己弁明をしばしばおこなう。事実，相互に逃げ道のない状況に追い込まれた障害者と支援者の，人間関係の悪循環の結果生じたものと判断できる事例も多い。

　必要なことは，ただ虐待者の心がけや人権意識の欠如を非難して終わることでは

なく，そのような権力関係の隘路（あいろ）に障害者と支援者を追い込まずに済む，社会的環境の構築という視点でとらえることではないだろうか。

　たとえば，自立生活運動（→第4章）においては，支援者は障害者から雇用される立場とされ，問題があれば障害者は支援者を解雇することができる。支援者の権力性を相対化する制度が十分に保障されていれば，虐待の発生を予防することができるだろう。日常生活上，あるいは経済的に，養護者（親など）に依存しなくてよい環境が構築されていれば，親による虐待から逃れる選択肢も開かれる。

　自立生活運動や，障害者の権利条約において展望されている社会像は，虐待の防止という点でも私たちにめざすべき道を示している。突き詰めるならばそれは，現代社会とそれを構成する私たち自身の内面に潜む，「生きるに値（あたい）する存在」と「生きるに値しない存在」に生命を選別する思想に抗（あらが）うことであり，そうした「内なる優生思想」と決別して，どのような社会をめざすのかという問題でもある。障害福祉学を学ぶ私たちは，その避けがたい難問と真摯に対峙しなければならない時代を生きている。（結城俊哉）

〈学びをさらに深めるために〉

藤井克徳・池上洋通・石川満・井上英夫編（2016）『生きたかった──相模原障害者殺傷事件が問いかけるもの』大月書店

立岩真也・杉田俊介（2017）『相模原障害者殺傷事件──優生思想とヘイトクライム』青土社

宗澤忠雄編著（2012）『障害者虐待──その理解と防止のために』中央法規出版

野沢和弘（2006）『なぜ人は虐待するのか──障害のある人の尊厳を守るために』Sプランニング

ルツィウス，フランツ（1991）『灰色のバスがやってきた──ナチ・ドイツの隠された障害者「安楽死」措置』山下公子訳，草思社

ギャラファー，ヒュー・G（2017）『ナチスドイツと障害者「安楽死」計画（新装版）』長瀬修訳，現代書館

エヴァンス，スザンヌ・E（2017）『障害者の安楽死計画とホロコースト──ナチスの忘れられた犯罪』黒田学・清水貞夫監訳，クリエイツかもがわ

第5章

障害者の生活実態と貧困問題

貧困・ホームレスの中の障害者問題

はじめに

　2006年1月，山口県下関市で，ホームレス状態におちいった70歳代の男性が，下関駅に放火し駅舎を焼失させた。下関の駅舎は歴史が長く地域の人々に愛された建物であり，新聞やニュースなどで大きく報道された。それにしても，なぜ男性は駅舎に放火したのだろうか。

　取り調べの中で，男性には軽度知的障害があり，人生の半分以上を刑務所の中ですごしてきたことがわかった。過去の判決でも知的障害が指摘されながら，福祉サービス利用にはつながらなかったという。男性は放火の理由を「刑務所に戻りたかった」と語った。出所しても誰も迎えに来ず，行くあてもない。所持金もほとんどないため，たちまち生活に困る。男性にとっては，刑務所の中での生活のほうが居心地のよい状態だった。つまり，社会には男性の居場所はなかったのである。支援者が男性に「今までで一番辛かったことは？」と問うと「出所時に誰も迎えに来なかったこと」と述べたという（西日本新聞 2016）。社会にはたくさんの人がいるのに，この世の中で自分のことを思う人は誰ひとりいないと実感したのが，出所の瞬間であったのだろう。男性が経験した孤独を，社会福祉を学ぶ私たちはどのように受けとめた

121

らよいのか。

　いま，私たちの社会には「障害者総合支援法」や「障害者雇用促進法」「生活保護法」など，生活（暮らし）を支えるためのさまざまな法律や，それに基づく制度（施策を含む）がある。これらの制度により，障害のある人たちの生活も一定程度は支えられているといえる。しかし一方では，制度がありながらも，この男性のように社会から孤立し，貧困の中で生活の困難に直面している人も少なからず存在する。本章では，ホームレス支援の実態を通して，障害者と貧困問題について考えたい。

1. ホームレス問題と障害者の生活実態

（1）　アルコール・薬物依存とホームレス問題

　ホームレスと障害者の関連を考える前に，ホームレス問題について簡単に整理したい。「ホームレスhomeless」という言葉は，文字通り「住まい（家）がない」という状態をあらわす。このような状態におちいる人は昔から存在していて，1980年代ごろまでは「浮浪者」と呼ばれていた。たとえば，地域を追われたハンセン病の患者たち。終戦直後には空襲で焼け出された人々（大人も，戦争孤児と呼ばれる子どもたちもいた）も同様の状態だった。

　ホームレス問題が深刻な社会問題として認知されるようになったのは，バブル景気がはじけた後の1990年代初頭だった。建築作業員など日雇いで働く人々が仕事を失い，路上で暮らすことを余儀なくされた。日雇いで働くということは，1日の仕事を終えると失業し，また翌日に雇用され，また失業するということを毎日くりかえす不安定な雇用形態を意味する。したがって，仕事のある日には宿（ドヤ）に宿泊できるものの，仕事がない日には公園や路

上などで野宿することになる。仕事がなければおのずと路上で暮らすことが長期化し，気がつけば路上生活が日常になっていった。こうした人々（日雇い労働者）の失業が急増し，公園や駅前，河川敷などに暮らす人が社会に認知されるようになったのが90年代初頭であった。

当時の資料（東京都企画審議室 1996, p.63）を読むと，「精神障害については，アメリカでホームレスの精神障害が問題とされているのに対して，日本では例が少ないという見方がある。アルコール依存症については，十分な調査はなされていない。飲酒については，参考までに日雇労働者の例をみると，簡易宿所宿泊者の三分の一は酒を飲まないと答えているという報告がある」とされており，障害とホームレスの関係についてはそれほど注目されていなかった。

しかし別の研究では，ホームレス状態で暮らす人と障害については1950年代から指摘されている。当時，路上で暮らす人々の健康状態や障害の状態を調べる調査が取り組まれ，精神障害者や知的障害者がいることは確認されていた（藤原 1960；井乃川・多賀 1952）。さらに，東京都における1978〜82年の5年間の凍死者83件のうち，「浮浪者なども含め無職ないし職業不詳の場合が男子全体の80％以上」とされ，「分けても酩酊し路上での発生が多い」と指摘されるなど，ホームレス状態で暮らす人の中にアルコール依存症の人が含まれていたことが示唆されていた（田中ほか 1988）。しかし，90年代後半から取り組まれてきたホームレス支援施策では，障害をもつ人たちへの支援をどのようにおこなうかということは，あまり深くは議論されていなかった。

その後2000年代に入り，ようやくホームレス支援団体による，障害の実態に応じた実践が報告され始めた（新宿ホームレス支援機構 2003）。2008年12月30日から2009年1月4日まで，ホームレス支援団体のNPO法人TENOHASI（てのはし）が実施する炊き出しにおいて，了解の取れた参加者に対して精神疾患の有無を調査した。その結果，調査対象者80人（男性75人，女性5人）のうち精神疾患ありと診断された者が50人（62.5％）存在した。そのうち，うつ

病が33人（対象者全体の41.3%），アルコール依存症が13人（同16.3%），自殺の危険があると思われる人が44人（同55%）いることが確認された（複数回答）。同調査では，過去に自殺を試みた人が31.6%など，ホームレス状態におちいった者の中には精神的な障害をもつ者が半数以上に上ることが指摘された（森川ほか 2011）。

このように，ホームレスと障害の関連は，ずっと以前から存在していたものの，ホームレス状態の者が増加した時期には重要視されないまま就労自立を促す支援策が展開され，問題は取り残されていった。

(2) 2010年前後に「認知」されたホームレスと知的障害

こうした経過を経ながら，ホームレス支援の現場では，ホームレスと障害の関係について認知されるようになった。先述した下関の放火事件が起こると，「ホームレスと障害」や「出所者とホームレス」の関連が明らかになった。

先述した東京・池袋駅周辺でホームレス支援をおこなうNPO法人TENOHASIが2009年12月29日・30日に炊き出しへ集まってきた人164人に対し調査をおこなったところ，56人（34.2%）が確定ＩＱ70未満で，療育手帳の取得が見込まれる状態であったことが判明した。この調査では，調査対象者の特徴として「新しい目からの情報や，耳からの情報を記憶にとどめたり，理解することが比較的に難しい」と指摘し，その結果「懸命に努力しているにもかかわらず，新しい状況への適応的な対応ができなかったために『不真面目だ』『怠けている』と誤解されることを多くの人が体験している可能性がある」と述べている。（奥田 2010，p.94）。

筆者自身が貧困問題やホームレスと障害者問題について考えるようになったのは，2008年に就労支援をおこなう無料低額宿泊所で，療育手帳の取得にかかわった経験からである。

Ａさんは40代の男性で，ホームレス生活を経て就労支援につながった方で

あった。会話はできるし，買い物もひとりでできる。ただ，制度など複雑な会話になると「わからない」と返事することが多い。支援者としてAさんと会話をすると何か違和感を感じるのだが，その「何か」がわからず戸惑っていた。Aさんが不眠を訴えたために精神科を受診し，念のためにと発達（知能）検査を受けると「IQ55，軽度知的障害」と診断された。

　Aさんは早くに母親を亡くし，父親は失業後ギャンブル依存症となって家庭が崩壊した中で育っていた。中学卒業後は高校に進学するものの，学習速度についていけず1年次に中退し，以後アルバイトを転々としていた。就業経験については「親方の言うことがわからない。たとえば『屋根の長さから瓦の枚数を考えて』と言われても，計算ができなくて。『こんなこともわからんのか』と怒られてばっかりだった」と語った。

　Aさんは幼いころから配慮や支援を要する状態であったにもかかわらず，家族も学校もAさんの知的障害に気づかず，Aさんはさまざまな困難に直面させられてきた。失業したAさんはホームレス状態となってしまい，「東京に行けば生活保護を受けることができる」と聞いて自転車で移動したこともあったという。東京では，貧困ビジネス⁽¹⁾と言われる事業所とかかわりを持つようになった。具体的には，この事業者はアパート生活を斡旋してくれたものの，生活保護費のほとんどを「寮費」として徴収されてしまい，Aさんは自由な暮らしができなくなった。また「アパート」とはいうものの3畳一間のスペースしかなく，とても安心して暮らしていける住環境ではなかった。他の利用者とも会話が進まず，気まずい生活だったようだ。Aさんは耐えきれず，生活保護費を支給してくれていた福祉事務所に黙ってそのアパートを出て，関西に戻ってきたという。関西でホームレス生活をしている際に公園で開かれた無料相談会に訪れ，いまの就労支援に結びついた。

　Bさん（60代）は，幼少期に知的障害が指摘されており，小学校3年生から知的障害児施設に通所した。当時は就学免除の制度があり，障害があれば学校に通学しないという選択が普通におこなわれていたからだ。

Bさんの母親はBさんが生まれてすぐに他界し，父親が生活の一切を世話していた。8人兄弟の末子であったため，すでに父親は高齢であった。長兄や長姉は家を出て都会で就職していたので，施設から帰ると父親と2人で農作業をしていたという。Bさんは15歳ごろに施設通所をやめ，親戚の家業手伝いとして都会に出て就職していた。その後父親は他界し，Bさんは親戚に引きとられた。

　親戚は，父親がBさんに残した遺産を使い込んだり，暴言を吐いたり，暴力を振るうなどし，現在なら「障害者虐待」と言われるような状態の中でBさんは暮らしていたといえる。Bさんは40代ごろに失業して，以後はホームレス状態におちいった。困難な生活ではあったが，ホームレス仲間との関係は良好で，NPO団体の支援もありなんとか生活できていた。

　60代になり，毎月1週間ほど，ホームレス対策として設置されたシェルターに宿泊するようになった。徐々にシェルターの相談員とも関係ができ，またホームレス時代から顔なじみのNPO団体の職員の支援もあり，生活保護を申請することになった。当初は福祉事務所から，調理や掃除，家計管理の練習ができる無料低額宿泊所の利用を勧められたが，新しい環境に馴染めず数日で自己退所し，ふたたび路上生活となった。再度NPO団体の支援を受け，今度はシェルターから直接アパートへ転居することになった。

　はじめは鍵をなくしてしまったり，お金を失ってしまったりするなど戸惑いもあったようだが，ホームヘルパーによる家事援助などを利用するなかで，徐々にアパート生活に馴染んでいった。ホームヘルパーとのかかわりを通して，見よう見まねで料理もするようになった。現在は，成年後見制度や介護保険制度による在宅サービスを活用しながら，安定した地域生活を営んでいる。

　Aさんのように，軽度の知的障害があるものの，家族や教育現場で見逃されてしまい，障害の特性による行動や判断を「できない」「ダメだ」と評価されてしまった人や，Bさんのように障害が確認されていたにもかかわらず，

126　Ⅱ　課題編

当時の障害者福祉施策の隙間に落ちてしまい有効な支援につながらなかった人もいる。「見えにくい」障害は，気づこうとする人が周囲にいなければ見えてはこない。誰にも気づいてもらえないなかで，障害当事者たちは必死に生きようとしているのである。

(3) 障害者と犯罪との関係──累犯障害者について

障害が見逃された人の中には，ホームレス状態におちいるだけではなく，犯罪を犯し刑務所で服役している障害者も実は少なくない。先述した下関の事例はこの典型であるといえるだろう。こうした事態は，元国会議員の山本譲司が『獄窓記』(ポプラ社，2003年) で，みずからの服役経験の中で出会った障害者の姿を描いたことで，社会的に注目を浴びるようになった。また山本は『累犯障害者』(新潮社，2006年) において，発達障害や精神障害，知的障害が見逃され，家族関係や社会関係が断絶し，刑務所にしか居場所を見つけることができなかった障害者たちの姿を描き出した。その後も「障害者と犯罪」をテーマとした著作が数多く出版されている。

では，犯罪を犯す障害者とは，実際にどのような姿 (状態や過去) をもっているのだろうか。

Cさん (40代) は中学卒業後，部品製造業など職を転々としながら働いてきた。直近の仕事は警備員だった。その後，警備会社の同僚に暴力を振るい逮捕された。拘置所で1ヵ月すごした後，会社もクビになってしまい帰るところがなく，ホームレス対策のシェルターにたどり着いた。面接中，ニコニコ笑って質問に答えるCさんが，暴力を振るう姿は想像することが難しい。

しかし筆者は，Cさんが2語文，3語文程度の発話しかしないことに気づいていた。生活保護申請をした際に，担当となった福祉事務所のケースワーカーも，やりとりを通して「なんらかの障害があるのではないか」と感じたらしい。Cさんに「苦手なところが，どんなところか調べてもらおう」と説

第5章　障害者の生活実態と貧困問題　　127

明し発達（知能）検査を受けてもらったところ，ＩＱ30台の中度知的障害と診断された。その後，就労支援をおこなっている無料低額宿泊所で支援を受けることになった。

　入所後しばらくして，Ｃさんが無料宿泊所の利用者に掃除機を振り上げて殴りかかろうしたという事件が起こった。Ｃさんは自分の状況や希望をうまく言葉にして伝えられないし，他の利用者の会話もうまく理解できない。無料低額宿泊所の他の利用者は，知的障害がどのようなものかを知らない。そうした相互の「理解できなさ」から，Ｃさんは状況が理解できず癇癪を起こしたようだった。おそらく，かつての警備会社での暴力行為も，言葉にできないＣさんの必死の訴えだったのだろう。今回は，施設長がＣさんの特性を理解していたため，Ｃさんは逮捕されるのではなく，個別にゆっくり話を聞いてもらい，また説明をしてもらうことで状況を理解できるようになり落ち着きを取り戻した。現在は無料低額宿泊所を出て，就労継続支援Ｂ型事業所(2)に通いながら，アパートでひとり暮らしを送っている。

　Ｄさん（40代）は，小学校時代に特別支援学級に通級していた。中学では「通級したくない」とみずから希望し普通学級ですごした。高校は進学したものの１年で退学している。家族関係があまりよくなかったため，高校を退学してからは家を出て派遣労働などを転々としていた。失業時代にゲームセンターで「通帳を作ってくれたら１万円渡す」と声をかけられた。所持金が少なくなっていたＤさんはこの話に乗り，見知らぬ人に自分名義の通帳を数冊手渡したという。その後，警察から，Ｄさん名義の通帳が振り込め詐欺に使われたとして逮捕された。その後ホームレス対策のシェルターを利用し，アパート生活に移った。

　しかし，生活保護費が支給されると家賃も支払わず全額パチンコにつぎ込んでしまい，生活が立ち行かなくなった。何度説明をしても，保護費が入るとパチンコで使い果たすことをくりかえすばかり。堪忍袋の緒が切れた福祉事務所のケースワーカーに怒られ，指導を受けたＤさん自身もなんとかしなけ

ればと焦っていた。アパートで生活を続けるためにどうしたらよいかを話し合う場面で，Dさんがポロリと「前は言っていなかったけど，僕は以前，特別支援学級に通っていた」とつぶやいたことから，Dさんに知的障害があることを周囲が知り，私たちは支援計画を見直すことになった。

　これらの事例のように，本人がもつ障害の特性を周囲が理解していないことや，障害当事者本人が状況をうまく理解できないことから，人間関係が悪化し暴力につながってしまったり，騙されたりしてしまう。こうした場合には，人間関係の悪化にとどまらず，暴力や詐欺行為などの犯罪につながってしまいやすく，服役を余儀なくされる。下関の駅舎に放火した男性も同様の状態であった。

　こうした障害者と犯罪の実態を知った長崎県の社会福祉法人南高愛隣会は，「触法障害者」といわれる罪を犯した障害者の支援に乗り出した。そして，出所後に行く場がなく再犯をくりかえす障害者の存在を認識していた法務省と，障害者支援を司る厚生労働省が共同し，2009（平成21）年7月から「地域生活定着促進事業（矯正施設退所者の地域生活定着支援）」を創設し，「地域生活定着支援センター」が保護観察所と協働しながら全国各地に設置されることとなった。地域生活定着支援センターでは，出所後の生活に福祉的支援が必要と思われる高齢者や障害者に服役中から介入し，必要な支援の調整をおこなうなど，社会の居場所をつくり出す支援（コーディネート業務・フォローアップ業務・相談支援業務）等をおこなっている。

2. 障害と貧困問題

　前節でみたように，障害者がホームレス状態におちいったり，犯罪にかかわったりしてしまうのは，「障害があるから」というよりは，周囲の障害へ

の無理解や貧困問題が深くかかわっている。ここでは障害者の経済的状況がどのようなものか，またその経済状況が，家族や社会関係をどう規定していくのかを検討していく。

（1）　障害者と収入

　全国各地の障害者が働く作業所・施設の連絡会「きょうされん」が実施した「地域生活実態調査」では，障害者の主たる所得の状況や日中活動の状況，人間関係などを調べている（きょうされん 2016, pp.3-4）。

　主たる所得の状況（**表5-1**）について，もっとも割合が高かったのが「4.2万円〜8.2万円」で48.8％，ついで「8.3万円〜10.4万円」で21.3％となっている。10万円以下の所得しか得られていない人が全体の過半数いることがわかった。その上で同調査は，「月額収入から年収を積算した結果，相対的貧困と[3]される122万円の『貧困線』を下回る障害のある人たちが10,223人，81.6％にも及んでいた」と述べている。

　なぜこのように障害者たちは低所得なのか。同調査では，調査対象の1万4745人中，障害年金を受給していると回答した人は1万4012人（95％）となっている。障害年金の種別としては，基礎年金2級が43.6％と半数近くに上る。障害基礎年金2級の支給額は年間77万9300円（2017年4月現在），月額6万5000円に満たない。つまり障害年金は，それだけでは生活を維持できるような水準ではない。そこに大きな問題があるといえるだろう。

　「年金額が低いのなら，働けばよいではないか」という意見もあるだろう。しかし多くの障害者はすでに働いている。同調査では，障害者の日中の主なすごし方についても調べているが（**表5-2**），「一般就労」1.9％，「就労継続支援A型」3.6％，「就労継続支援B型」46.3％，「就労移行支援」3.1％と半数以上はなんらかのかたちで就労していた。ただ，一般就労はごくわずかにとどまり，そのほとんどが最低賃金の支払われない「就労継続支援B型」で就労している。

表5-1　月額収入の分布　（有効回答：12,531，生活保護受給者を含んでいない，単位：人）

0円	1円〜	1万円〜	2万円〜	4.2万円〜	8.3万円〜	10.5万円〜	12.5万円〜	16.7万円〜
235 (1.7%)	699 (5.0%)	499 (3.6%)	461 (3.3%)	6,839 (48.8%)	2,987 (21.3%)	1,568 (11.2%)	478 (3.2%)	246 (1.8%)

表5-2　日中の主なすごし方　（複数回答あり，有効回答：14,328，単位：人）

一般就労	就労継続支援A型	就労継続支援B型	就労移行支援	生活介護	地域活動支援センター	医療	行き場がない	その他
273 (1.9%)	511 (3.6%)	6,639 (46.3%)	450 (3.1%)	5,130 (35.8%)	1,281 (8.9%)	88 (0.6%)	173 (1.2%)	234 (1.6%)

（出所）きょうされん（2016）。一部数値の整合しない箇所があるが，基本的に原文のままとした。以下同じ。

雇用契約が結ばれ，最低賃金が保障されるはずの「就労継続支援A型」でも，一般の労働者より著しく労働能力が低いなどの場合には，企業が都道府県労働局長へ申請し，最低賃金を減額する特例が認められている（→第7章）。そのため，労働能力が低いと判断された場合には最低賃金以下の給料しか支払われない。こうした労働実態では給与水準が向上することは難しい。

　障害年金額が低いこと，そして低賃金でしか働く場所がないこと，これらの要因を背景にもつがゆえに，障害者が低所得水準で暮らさざるをえない生活の実態を招いているといえよう。

（2）　障害者と関係性

　このように，多くの障害者の所得が貧困線以下であるという調査結果が明らかになっているが，ではかれらは，それほどの低所得であるにもかかわらず，いったいどのようにして暮らしているのだろうか。まず言えることは，所得の低さは生活様式を固定し，家族や社会との関係性に影響を及ぼすということである。

表5-3　誰と暮らしているか　　　　　（複数回答あり，有効回答：14,627，単位：人）

一人	配偶者	子ども	親	きょうだい	祖父母	友だち	親類	その他
1,382 (9.4％)	648 (4.4％)	368 (2.5％)	7,967 (54.5％)	3,317 (22.7％)	868 (5.9％)	4,133 (28.3％)	124 (0.8％)	60 (0.4％)

家族との関係

「きょうされん」が実施した調査では，家族との関係についても触れている。調査では，家族と暮らしている人がもっとも多く，ひとり暮らしをしている人はわずか9.4％であった（**表5-3**）。低所得であり，生活のさまざまな場面で支援や見守りを必要とする障害者は，家族と共に暮らすことでなんとか生活を維持しているといえるだろう。

家族での支え合いは素晴らしいものだ。家族にしか理解しあえない感情もあるだろう。長く一緒にいるからこそ分かちあえる体験や思い出もある。しかし，親との同居は，20歳を超えても「親と子」「保護者と被保護者」という関係が継続することでもある。障害のない人の場合には，子どもが成人するにつれ親を支える側になることが多いが，障害者の場合は幼少期から親が何かと支援をしてきており，保護者と被保護者の関係は固定化され崩れにくい。そうした関係性の中では，障害者本人が持つ豊かな可能性が潜在化してしまうおそれもある。ノーマライゼーションの理念や原則に立ち返るならば，そのような関係性の中では障害者本人の生涯発達できる可能性が低くなりはしないかと懸念される。

また，家族の形態は時間の経過とともに変化する。親が疾病を抱えたり，失業を余儀なくされたりするなど，さまざまな出来事（ハプニング）が起こりうる。家族自体が経済的に困窮した場合などには，障害者本人が受給する障害年金に頼る生活にならざるをえないかもしれない。さらに親が死亡した場合など，「保護者」が不在になってしまうと，障害者本人は誰の支援も受けられずに社会の中に放り出されて，孤立してしまうことになりかねない。[4]

障害者と労働および地域との関係

「社会とつながる」ということは，障害者にとって，それほど簡単なことではない。

家族ではない誰か（他者）とつながるにはどうしたらよいだろうか。子ども時代ならば，習い事や地域での子ども会などに参加することが考えられる。しかし障害者を対象とした習い事は多くはないし，もともと経済的に困窮している家庭では，そのような習い事をさせる余裕はない。近年は放課後対策も進んできてはいるが，現在成人している障害者が子どもだった時代には，児童館などがあったにしても，通所の放課後デイサービスのような地域の社会資源は少なく，社会とつながる機会をもてなかった人も多い。

学校を卒業してからは，就職というかたちで社会とつながることが一般的だろう。しかし，こちらにもさまざまな課題がある。学校を卒業後，一般就職ができる障害者はそれほど多くはない。これは障害者自身に問題があるというよりも，企業が障害者本人の特性に配慮することができていない状況に起因している場合が多い。身体障害（とくに肢体不自由）とは異なり，知的障害や発達障害，精神障害などは「見えにくい」障害であり，また同じ障害名でも障害特性（障害の程度を含む特徴）は一人ひとり異なっている。障害者とかかわる機会の少ない企業では，その障害者の障害特性をどう理解し対応したらよいのか手探りの状態であり，障害者雇用促進法により障害者雇用の法定雇用率を満たそうと考えた場合でも，積極的に障害者を雇用しようという傾向にはなっていない（→第7章）。

また，たとえ企業に就職したとしても，職場にうまく馴染めず困難に出会う障害者もいる。たとえば，軽度の知的障害と学習障害をもつ若者が職場に馴染めず自殺したという報道もあった。この事例では，企業は「（高校側から）学習障害があるが，健常者とほとんど変わらないとの説明を受けていた」などとして，82項目もある複雑な作業工程に従事させていた。残された作業ノートには「バカは，バカなりに努力しろ」と記されていた（朝日新聞 2017）。

他にも，一般雇用されたものの，職場の誰とも話をせず一日中ひとりで作業をして勤務を終えるという人もいる。こうした働き方が社会とのつながりをもたらすとは言いがたい。ただ働きさえすれば社会とつながれるのではなく，労働の場での作業や人との交流を通して人はつながりをもつのである。

地域でも同様だ。障害者がひとりで不動産業者に掛けあっても，アパートを借りるのは難しい。社会福祉事務所ですら，障害者の障害特性を理解できず対応を誤ることもある。

また，低所得の障害者は地域での余暇を楽しむことも難しい。限られた収入では節約を強いられ，映画を観に行ったり旅行に出かけたりする機会も限られる。そうした節約を強いられる生活では，人とのかかわりは希薄化し断絶しやすい。これは障害の有無にかかわらず，貧困な状態に置かれた人すべてに共通することだ。

障害者の障害特性を社会が理解すること。さらに，障害者か否かではなく，その人がどんな人で，どんな手助けを求めているのかを理解すること。そして，社会の一員である私たち自身が，目の前の困っている人にできることは何かを考え，積極的に行動することが求められているといえるだろう。

3. 障害者と貧困問題をめぐる制度的支援と先駆的実践

(1) 活用できる制度
——生活保護，障害年金，生活困窮者自立支援法

これまで，障害者をめぐる状況や問題について述べてきた。次に，障害者が利用できる制度的支援と先駆的実践について検討していこう。

134　Ⅱ　課題編

まず経済的な保障としては**障害年金**がある。基礎年金と厚生年金では，障害等級や障害の有無が診断された時期などで手続き方法が異なっている。

次に重要な経済的保障は**生活保護法**である。日本国憲法（第25条）で定められた「健康で文化的な最低限度の生活」を保障する制度として位置づけられている。こちらは世帯単位での収入を確認された上で，その収入が基準以下であれば，基準額より不足している金額が支給される。身体障害者手帳2級以上などの場合には「障害加算」も付く。公的扶助としての生活保護制度は，障害年金を受給していても，働いて給料をもらっていたとしても，その合計が基準額以下であれば利用できる。

経済的支援以外では，「障害者総合支援法」（2012年）による障害支援区分に応じた各種の「障害福祉サービス」および「障害福祉サービス事業」がある。また2015年からは「生活困窮者自立支援法」がスタートした（**図5-1**）。この

図5-1　生活困窮者自立支援法の概要

生活困窮者自立支援法（平成25年法律第105号）について

生活保護に至る前の段階の自立支援策の強化を図るため、生活困窮者に対し、自立相談支援事業の実施、住居確保給付金の支給その他の支援を行うための所要の措置を講ずる。

法律の概要

1. 自立相談支援事業の実施及び住居確保給付金の支給（必須事業）
　○ 福祉事務所設置自治体は、「自立相談支援事業」（就労その他の自立に関する相談支援、事業利用のためのプラン作成等）を実施する。
　　※ 自治体直営のほか、社会福祉協議会や社会福祉法人、NPO等への委託も可能（他の事業も同様）。
　○ 福祉事務所設置自治体は、離職により住宅を失った生活困窮者等に対し家賃相当の「住居確保給付金」（有期）を支給する。

2. 就労準備支援事業、一時生活支援事業及び家計相談支援事業等の実施（任意事業）
　○ 福祉事務所設置自治体は、以下の事業を行うことができる。
　・ 就労に必要な訓練を日常生活自立、社会生活自立段階から有期で実施する「就労準備支援事業」
　・ 住居のない生活困窮者に対して一定期間宿泊場所や衣食の提供等を行う「一時生活支援事業」
　・ 家計に関する相談、家計管理に関する指導、貸付のあっせん等を行う「家計相談支援事業」
　・ 生活困窮家庭の子どもへの「学習支援事業」その他生活困窮者の自立の促進に必要な事業

3. 都道府県知事等による就労訓練事業（いわゆる「中間的就労」）の認定
　○ 都道府県知事、政令市長、中核市長は、事業者が、生活困窮者に対し、就労の機会の提供を行うとともに、就労に必要な知識及び能力の向上のために必要な訓練等を行う事業を実施する場合、その申請に基づき一定の基準に該当する事業であることを認定する。

4. 費用
　○ 自立相談支援事業、住居確保給付金：国庫負担3／4
　○ 就労準備支援事業、一時生活支援事業：国庫補助2／3
　○ 家計相談支援事業、学習支援事業その他生活困窮者の自立の促進に必要な事業：国庫補助1／2

施行期日　　平成27年4月1日

（出所）厚生労働省社会・援護局地域福祉課生活困窮者自立支援室「生活困窮者自立支援制度について」，2015年。

法律は「現在，生活保護費を受給していないが，生活保護に至る可能性のある者で，自立が見込まれる者」が対象とされている。たとえば，学校や社会とうまく馴染めず引きこもりがちとなっていた場合などには，就労準備支援事業などで生活リズムの立て直しや，家族以外の人とかかわる機会をもち，徐々に社会参加ができるように支援している。ただし，この法律には金銭給付はごくわずかしかないため，いよいよ生活に困った場合は生活保護法を活用することが多い。生活保護制度でも就労支援などを実施しており，生活のさまざまな場面で支援を受けることも可能である。

(2)　先駆的な実践例

　各種の法や制度で定められた支援以外にも，貧困問題に直面した障害者を支援するNPO団体などがある。たとえば，ホームレス支援をおこなっている「Big Issue（ビッグイシュー）」の取り組みを見てみよう（有限会社ビッグイシュー日本 2017）。

　Big Issueはもともとイギリスで始まった支援である。日本でもホームレス数の増加が社会問題化した2003年から事業がスタートした。日本では「有限会社ビッグイシュー日本」と「認定NPO法人ビッグイシュー基金」という二つの団体が組み合わさって事業を実施している。

　「有限会社ビッグイシュー日本」では雑誌を作り，その雑誌を最初は無料で，その後は販売価格の半額で販売者に卸す。販売者はその雑誌を街角で売ることで収入を得ることができる。このようなしくみを採用するのは，「自立とは自らの力で生活を立てているという"自覚"と"誇り"である」という考え方による。

　販売者は，雑誌販売を通して社会との交流をはかっていく。たとえば，雑誌を仕入れに行くとスタッフから「今日は暑いから体調に気をつけて」「たくさん売れてよかったね」といった声かけがあったり，雑誌を購入した人か

ら「ありがとう」「がんばってください」という声かけをもらったりすることなどを通して、自信(自己効力感や自己肯定感)をつけていく。ホームレス状態で街の片隅に座り込んでいたときには「まるで空気になったみたい」だったと語った人がいた。誰から声をかけられることもなく、自分という存在がなくなったように感じていた人も、このようなやりとりを通して「自分にもできることがある」と思えるようになる。そうした気持ちが増してくると、オリジナルの詩を印刷して雑誌に折り込み、常連客を増やそうとする人や、100円均一ショップで部品を買い揃え、バックナンバーを展示して販売しようとする人も出てくる。

　一方、「認定NPO法人ビッグイシュー基金」では、①社会とのつながりを回復できる生活自立や就業トレーニング、②生きる喜びを感じられるスポーツ・文化活動、③ホームレス問題の解決や予防についての政策提言、④市民とともに社会を変える市民参加の四つの応援事業を展開している。具体的には健康相談や生活相談、サッカーやフットサルの試合に出場できるように練習会を企画したり、販売者からの話を調査報告書にまとめるなどしている[5]。また、各地で展開されているホームレス支援策を「路上脱出ガイド」としてまとめ、ホームレス状態の人に配布するなどの情報提供もおこなっている。

　こうした取り組みを通してBig Issueは、販売員が抱えている問題がたんに失業だけではなく、児童虐待を経験したり、障害があり困難に直面している人が少なくないことを明らかにしてきた。とくに、アルコールや薬物依存症などを抱えているがゆえに地域生活にうまく移行できない販売員には、専門支援機関につなげるなどの工夫をしている。社会との関係が断絶しやすい人に対して、なんとかつながりを維持させようと尽力しているのである。

　また、先述した東京・池袋を中心にホームレス支援を展開しているNPO法人TENOHASI (てのはし) は、調査を通して把握したホームレス状態の人の精神障害や知的障害の状態や、実践の経験を通して、独自の支援を展開している。たとえば炊き出しや衣類の配布、医療相談や、個室シェルターの運

第5章　障害者の生活実態と貧困問題　　**137**

営や生活保護申請の同行，入院先への見舞いといった支援である。

　なぜこのような独自の支援を作り上げたのか。残念ながら，わが国のホームレス対策の現状は，利用者のQOL（生活の質）に配慮した水準には至っていない。多くのシェルターでは共同部屋が原則だったり，門限が18時に設定されるなど制約が多い。先述した事例のように，配慮がないなかでは他の利用者とうまくコミュニケーションを取りにくかったり，見知らぬ人との同室生活で不眠等の睡眠障害が出現したり，悪化したりなどの悪影響を及ぼすこともある。こうした事態を防ぐために，TENOHASIが自前で個室を用意してシェルターとして活用し，集団生活に馴染みにくい人々を支援しているのだ。さらに，NGO「世界の医療団」が展開する「東京プロジェクト」と連携し，元ホームレスの人たちが働く「あさやけベーカリー」や，アパート生活に移行した人への医療的なサポートをおこなう訪問看護ステーションを運営している。とくに「あさやけベーカリー」では，元ホームレスの人たちが焼いたパンを炊き出しで配布するなど，「支援を利用する人」から「支援を提供する人」へ役割が変化することを生み出している。また，北海道にある精神障害者のコミュニティ「浦河べてるの家」の実践に学び，元ホームレスで障害のある人たちが自分たちの経験を語り，どう生きていこうとするのかを共に考える「当事者研究」を実践している。

　これらのさまざまな事業を通して，家族や社会との関係を失い孤独な状態におちいっていた障害者たちが，ふたたび社会とのつながりを紡ぎだし，みずからの人生を歩んでいけるようにするための支援が現在も継続されている。

　Big Issueや池袋での取り組みでは，地道なホームレス支援実践を通して，コミュニティ（地域社会）の中で見逃され，埋もれてしまっていた障害者たちを発見し，多様な相談活動を通して丁寧な信頼関係を構築しながら，ふたたび孤独な状態におちいらないように支援している。また直接的な支援だけではなく，障害者が直面している貧困問題や，さまざまな制度の落とし穴を明らかにし，改善策を社会問題として訴えているところが注目に値するだろう。

138　　Ⅱ　課題編

ソーシャルワーク実践は，エンパワーメント（empowerment）をはじめとして，たんなる個別支援にとどまらず，社会変革を求める幅広い支援活動を意味する。障害者は，みずからの生活の困難（生きづらさ）を声に出すことができない状態に追いやられていることが少なくない。それは，障害のある自分たちの訴えに耳を傾けてもらえないことや，誤解され批判の対象になるなど，社会の側からパワーレス（powerless）な状態を強いられていることによる。

こうした，聴こうとしなければ聴こえない「微かな声」に耳を傾け，見ようとしなければ「見えない存在」を可視化しながら，向き合い，かつ寄り添いながら，社会にその「声」と，存在する「姿」への理解を広めていこうとする姿勢や態度は，これからの障害者へのソーシャルワーク実践に必須の指向性である。

おわりに
——障害者の貧困問題解決に向けた私たちの課題

ここまで，障害者の貧困問題について，主にホームレス状態におちいった障害者の生活実態や，その背後にある問題を取り上げながら検討してきた。それでは，今後の支援の課題はどこにあるのだろうか。

障害のある人の貧困問題は，ここ10年ほどのあいだのいくつかの実践や研究によって，ようやく広く社会的に認識されるようになってきた。だが，障害者が貧困で生きづらい状態であるという厳しい現実は，過去から現在まで継続している。それは障害者福祉にかかわるソーシャルワーカー等の福祉関係者は認識していたものの，社会問題化するまでには至っていなかったのではないだろうか。

教育現場や障害者福祉施策の中では，どちらかというと「重い障害（重度

第5章　障害者の生活実態と貧困問題　　**139**

障害者）」に焦点が当たってきたといえる。数十年前に「重い障害」の子ども
もを育てる親たちが直面していたであろう「発達支援を含む子育ての悩みや
教育（特別支援教育）問題」等の困難（支援ニーズ）は，いまよりももっと深刻
だった。そのための対策が急がれたことは容易に想像できるだろう。

　一方，「軽い障害」（軽度障害者）とみなされた場合は，「それなりに普通に生
きていけるだろう」という考えのもとで，教育現場でも障害者福祉施策でも，
あまり丁寧な支援は展開されてこなかったようだ。「軽い知的障害」といわ
れるＩＱ50台の人では，療育手帳も取得せず，劣悪な雇用条件で働いている
人が少なくない。今日では信じがたいことだが，福祉サービスを利用するた
めに必要となる療育手帳をはじめとする障害者手帳の取得に関しては，親に
対して「（障害者の）手帳を取得したら，本人を甘やかすことになる」と言っ
たり，また「障害があるとわかれば差別されるから」と取得を勧めない福祉
関係者もいたという。

　ここで問いたいのは，障害は甘えなのか，差別の対象なのかということだ。
たとえ「軽い」障害であると位置づけられていたとしても，社会の中でひと
りで生きていくにはさまざまな困難がある。障害ゆえの認知の偏りや言語能
力の違いなどにより，「わかっているように見えて，実は理解できていない」
もしくは「本人なりの理解で止まっている」，あるいは「何がわからないの
かわからない」といった状況におちいりやすい。そうした障害者が，なんら
かの要因で家族や社会との関係を失い，そればかりではなく，騙されて搾取
されたり暴力に晒されたりしながら，福祉サービス支援の網の目から漏れて
いる実態が，ホームレス支援の現場や刑務所（司法福祉の現場）では見えている。

　私たちの社会は，障害者の貧困を「家族で支え合うべきもの」と位置づけ，
大きな社会問題としては取り扱ってこなかったのではないか。かつて主な障
害者施策は，社会の荒波から障害者を保護するという謳い文句で，コミュニ
ティから遠く離れた場所に建設された大規模な施設（コロニー）を中心とした
施設隔離収容主義を取っていた。施設に入所しない障害者は，親がその生活

140　　Ⅱ　課題編

を全面的に支えてきた。その中で，施設に入所できた人や，家族機能が維持できた場合には，障害者本人の所得が低くてもかろうじて生活が維持できたかもしれない。しかし施設入所に至らなかった人や，家族機能がなんらかの原因で維持できなかった場合は，誰からも支えてもらえず，社会の中で孤立しながら生き抜くしかなかった。そして，障害のある人の中でも，ある人はホームレス状態になり，ある人は風俗店での売春や，窃盗などを犯して刑務所で服役することになった。またある人は，労働の場での搾取や暴力に悩みながらも，耐え忍ぶことしかできなかったのかもしれない。

こうした障害者の社会的状況について，私たちには新しい提案をおこなう必要があると考える。具体的には，先駆的な支援活動で見られたように，きめ細かく多方面から支援を組み立て，障害者と貧困問題をつなぐ多角的視点で問題を可視化するアセスメント・スキルが生み出されてきている。こうしたスキルを手がかりとした支援実践が全国各地で展開できるような制度改善や，障害当事者の視点を代弁する新たな制度創設への積極的な提言が求められるだろう。そのためにも，安定した支援活動ができるような財政（財源）措置はとくに必須である。

したがって，障害者福祉施策や貧困対策を充実させることと同時に，私たちは「障害のある人」の社会的障壁としての偏見や差別問題の解決・予防に向けて，いま一度みずからに問いかけながら，真剣に取り組む必要があるのではないだろうか。障害者手帳があろうとなかろうと，（障害者）その人自身のよさを知り，互いの違いを認めあい，生きづらさを互いに助けあい，共に生きることができるコミュニティ（地域社会）づくりが必要だろう。

「障害者だから」「障害者ではないから」という線引きをおこなうことは，かならずその線から漏れる人を生み出してしまう。そうした状況（環境）を改善するために，障害福祉学を学ぶ私たちは，障害のある人が置かれている状況に関心を持ち，学んだ知識を活かして身近な人たちと対話するなど行動を起こしていくことが求められている。

（中野加奈子）

WORK

❶ あなたの住む自治体では，障害年金や生活保護，生活困窮者自立支援法はどうすれば利用できるのか，調べてみよう。

❷ 障害者が地域でひとりで生きていくために，どんな支援が必要か話しあってみよう。

〈注〉
(1)「貧困ビジネス」とは，経済的に困窮している人の弱みにつけ込み利益をあげる悪質な事業行為とされる。利用者の生活保護費のほとんどを「利用料」として徴収していた無料低額宿泊所などが例としてあげられる。
(2) 就労継続支援B型事業所とは，企業などに就職することが困難な障害者が，雇用契約を結ばずに働く場として，障害者総合支援法に位置づけられた支援である。
(3) 相対的貧困とは，等価可処分所得（世帯の可処分所得を世帯人員の平方根で割って調整した所得）の中央値の半分に満たない世帯を指す。貧困を定義する一般的な指標として用いられる。
(4) この点については，中野加奈子「ホームレス状態に陥った知的障害者のライフコース研究」『佛教大学大学院紀要・社会福祉学研究科篇』第41号，2013年に詳しく解説している。
(5) 認定NPO法人ビッグイシュー基金は，若者ホームレス問題や住宅問題などの政策提言をおこなっている。Webで閲覧が可能なので，ぜひ一読してみてほしい。http://www.bigissue.or.jp/program/index.html

〈参考文献〉
朝日新聞（2017）「知的障害ある息子の自死　『バカなりに努力しろ』メモに」2017年5月7日
井之上孝雄・多賀ミチ（1952）「浮浪者の知能検査成績」『日本医科学雑誌』第19巻10号
奥田浩二（2010）「援助技術　ホームレス状態にある市民を理解し支援するために」『ホームレスと社会』第3号
きょうされん（2016）「障害のある人の地域生活実態調査」
新宿ホームレス支援機構（2003）「特集　路上死をなくすために——全国の健康支援活動」『Shelterless』第19号
田中正敏・徳留省悟・大中忠勝・藤井幸雄（1988）「東京都における凍死症例の検討」『日本生気象学会雑誌』第25巻3号
東京都企画審議室（1996）「東京の路上生活者——現状と生活実態」『賃金と社会保障』第1176巻63号
特定非営利活動法人ビッグイシュー基金（2017）「活動プログラム」http://www.bigissue.or.jp/activity/index.html（2017年5月1日閲覧）
西日本新聞（2016）「84歳　もう刑務所には…　下関駅放火事件から10年　累犯障害男性　人生の半分服役　司法と福祉連携　出所後フォロー」2016年9月19日
藤原豪（1960）「都市浮浪者の精神医学的研究」『犯罪学雑誌』第25巻5号
森川すいめいほか（2011）「東京都の一地区におけるホームレスの精神疾患有病率」『日本公衆衛

生雑誌』第58巻5号

有限会社ビッグイシュー日本（2017）「ビッグイシュー日本とは」http://bigissue.jp/about/
（2017年5月1日閲覧）

第6章

知的障害者の加齢と
支援の課題

老いを生きるかれらにどのように向きあうのか

はじめに

　知的障害のある人の高齢化については，1990年代半ばより日本でも関心が高まってはきているものの，障害者分野全体としては，これまでそう大きく取り上げられてこなかった。しかし，2000年代に入ると，居住施設（知的障害者入所更生施設）で生活する利用者の半数が40歳以上で占められるようになる。2013年度の「社会福祉施設等調査結果概要」では，40歳以上の利用者は42.5％，60歳以上は28.3％に上り，在宅で暮らす障害者についても40歳以上は34.6％，60歳以上は8.63％を占めるようになった（2005年「年齢階級別障害の程度別の知的障害者（在宅）数」厚生労働省）。また，障害のある人の高齢化にともなう身体的・精神的機能の急激な低下や，ダウン症者では40歳前後に認知症を発症する事例が多数報告されると，壮年期・高齢期の問題が避けて通ることのできない実践課題となってきたのである。施設・事業所実態調査では，知的障害者入所更生施設では82.6％が，知的障害者入所授産施設では74.8％の施設が「高齢化・老化が問題となっている」と回答している（日本知的障害者福祉協会『H22年度全国知的障害者施設・事業実態調査報告書』2012年）。
　ところで，知的障害者福祉法をはじめとした現行の障害関連諸法では，そ

144　　Ⅱ　課題編

もそも障害者が歳をとるといったことは想定すらされておらず[1]，また，高齢期を支えるはずの介護保険制度も，総合的な介護保障のしくみになっていない。2006年に施行された障害者自立支援法（2013年4月から「障害者総合支援法」に名称変更）では，日中活動の場と暮らしの場が分離され，とくにグループホームは壮年期・高齢期の障害のある人の暮らしの場として期待されている。ただし，医療的なケアの提供に必要な専門職の配置が義務づけられていないなど，十分な居住機能を有しているとは言いがたい。そもそも国・厚生労働省は，65歳を過ぎれば介護保険制度が優先するとして，どうしても介護保険制度でカバーしきれない部分だけを障害者総合支援法で補うといった立場をとっているが，断片的な施策の提供と画一的な運用では，壮年期・高齢期の生活を地域で支えるには不十分である[2]。

　障害者自立支援法の廃止後の新法制定に向けて議論を進めてきた障がい者制度改革推進会議総合福祉部会が2011年8月に発表した「骨格提言」では，「現行の介護保険優先原則を見直し，障害者総合福祉法のサービスと介護保険のサービスを選択・併用できるようにすることも視野に含め，今後さらに検討を進めること」が提言され，グループホームで生活を支えるしくみについても，「高齢化等により日中活動にかかる支援を利用することが困難であるか，又はそれを必要としない人が日中をグループホームで過ごすことができるように，支援体制の確保等，必要な措置を講じる必要がある」と指摘している。

　障害者の権利条約第19条（自立した生活及び地域社会へのインクルージョン）は，「障害のあるすべての人に対し，他の者と平等の選択の自由をもって，地域社会で生活する権利を認めており，本人の社会生活における必要性が優先すること」を謳っている[3]。本章では，知的障害者の加齢に関する先行研究や福祉実践の到達点をふまえ，高齢知的障害者の加齢変化の特徴と支援課題の意義，ならびに筆者が実施した事例研究などを通して，知的障害者の高齢期の生活をより豊かなものにするための支援課題について言及したい。

1. 先行研究，調査報告等は何を明らかにしたか

　知的障害者の加齢に関する先行研究はそう多くないが，1990年代後半から発達障害医学や発達障害研究，職業リハビリテーションの領域で取り上げられている。主に加齢にともなう諸機能の変化に関する調査研究，加齢にともなう健康問題（合併しやすい疾病の特徴など）への医学的課題に関する研究，身体的・精神的機能の低下が職業能力に及ぼす影響に関する研究などである。これらの研究のほかにも，地域移行とのかかわりにおいてその課題と支援内容を明らかにしたもの，認知症のある知的障害者に対する医学的な検査とその診断基準の確立を試みたもの（木下ほか2010；2011）などがある。上記の先行研究から，知的障害者の加齢と福祉実践の課題を明らかにするために示唆的な，いくつかの知見をあげておく。

(1)　死亡率と死亡原因の特徴

　発達障害医学の分野では有馬正高らの研究がある。有馬ら（1998）は厚生省（当時）等の統計調査において，65歳以上の高齢知的障害者の割合が一般人口に比して低いことに着目し，10～40歳にかけての年齢層で死亡率が高いこと，死亡原因の特徴として，一般の人たちとは異なる急性死または突然死が高いこと，死亡原因疾患については居住施設の調査で，心疾患，悪性腫瘍，その他不慮の事故の順で高いことを明らかにした。とくに知的障害者の罹病率や死亡率が高くなっていることについては，脳障害にともなって知的機能以外の脳機能に関係した生活上の不利益が関係すること，本人の訴えに周囲が気づかず手遅れになりやすいこと，食事習慣や運動習慣の影響が大きいとされる生活習慣病，とりわけ肥満をともなう合併症や，不十分な口腔衛

146　Ⅱ 課題編

生を要因とする歯科や呼吸器の疾患を患う者が多いことをその要因として挙げている。

　また，交通事故などによる突発的な事故や薬の副作用のリスクが高いこと，知的障害の程度が重度の場合，内臓奇形や重い運動障害，難治性てんかんを合併する割合が高い点についても言及し（有馬 2003），同時に有馬は，こうした状況は，生活環境と保健医療体制の改善によりかなりの部分で解決できるとの認識を示している（有馬 2002a）。

　知的障害群の死亡率や死因を一般と比較すると，成人までは一般人口よりも死亡率が2～5倍高く，幼少期・学童期にはとくに死亡率が知的障害成人よりも高い。施設群では30歳ごろになると相対的に低くなり，40～50歳になれば一般人口の死亡率と差がなくなる。死亡原因も年齢的な特徴があるが，学童生徒期の事故，呼吸器疾患の比率の高いこと，施設群の青壮年期の急性心不全の診断が異常に高いことが注目された。これは，一般人口より自殺率がはるかに低いにかかわらず，全体の死亡率を高くしている。施設群においては，加齢により50歳を超える居住者の割合の増加にともなって，悪性腫瘍による死亡が第1位になりつつあるといわれるが，まだ全体的には低い。50歳を超える群の死因としては呼吸器感染，イレウス等が無視できない率を保っている。

　わが国の入所施設在籍者の年齢は，一般人口に比べてまだ60歳以上の比率は低い。これは，知的障害者の施設居住者や重症心身障害の人たちは，青壮年期の急性死や呼吸器感染，消化管疾患などによる死亡が一般人口に比してかなり高く，がん年齢に達する数が少ないことが一因である。しかし，居宅であろうとも施設在籍者でも加齢は進んでいるので，悪性腫瘍の発生率，有病率，およびそれによる死亡率は確実に増加するであろうと予測される（有馬 2002b）。

第6章　知的障害者の加齢と支援の課題　　**147**

(2) 心理的側面の加齢変化に関する研究

　心理的側面の加齢変化に関する研究のほとんどすべてが，ダウン症とアルツハイマー病との関連性に言及している。死後の検査によって，脳の萎縮やアミロイド斑の沈着などといった神経病理学的なアルツハイマー病の徴候が，40歳以上のダウン症者のほぼ全員にみられると報告されてきた。にもかかわらず，臨床的観察によっては，この年齢でダウン症者が行動上観察可能なアルツハイマー病の徴候を示すことはあまりないと報告されており，このような研究間での結果の不一致を説明することが，ダウン症者の加齢研究における主要なテーマのひとつとなっている[4]。

　ダウン症者における有病率に関する研究のいくつかは，対象者が認知症と診断されるに至るまでの経過について記述している。これらの研究はいずれも，見当識や記憶課題の成績といった記憶に関連が深い能力の低下は，認知症のもっとも初期にみられた徴候であったと報告している。記憶以外の認知機能に関しては，注意力・意欲の低下なども記憶能力の低下と同様に認知症の初期症状であったと報告されている。また，臨床的に認知症と診断された者の認知機能の低下は，全体的かつ急激に進行していくといわれている。認知症にかかったダウン症者では，会話の減少やコミュニケーション能力の低下が，認知・記憶能力の低下と同様の早い時期に認められ，その後のパーソナリティの変化，身辺自立能力の低下，歩行の障害，作業能力の低下などが起こり，さらに認知症が進行すると失禁が出現し，稼働不能で寝たきりになると報告されている（長谷川・池田 2000）。

(3) 利用者の身体的・精神的機能の低下

　最近では，利用者の身体的・精神的機能の低下によって，日常的に必要となる介護・ケアの具体的な内容と方法に言及した調査研究も報告されている。

148　Ⅱ　課題編

たとえば，独立行政法人国立重度知的障害者総合施設のぞみの園では，2011年に外部の有識者も含めた「高齢知的障害者支援の在り方検討委員会」を設置し，居住施設における知的障害者の高齢期のニーズに対応した支援方法に関して検討を進めている。のぞみの園では，「概ね65歳以上で加齢に伴う機能低下や高齢者特有の疾患を有してはいるが，特別な医療行為等を必要としない利用者」という基準を設け，高齢期を迎える知的障害者への具体的な実践内容の見直しをおこなっている。居住施設における支援課題を要約すると以下の三点である。

第一に，生活習慣病の予防と健康管理である。比較的健康で元気な高齢知的障害者であっても，目や耳の機能の低下への対応，口腔ケアの問題や三大生活習慣病と呼ばれる「がん」「脳卒中」「心臓病」等の予防，高齢期に発症するてんかん発作への注意，服薬状況の確認と管理，年齢に配慮した詳細な健康診断の受診は不可欠であるとしている。

第二に，機能の低下にふさわしい生活づくりである。加齢によって身体的・精神的機能が低下することで，日中活動の作業において集中力が低下したり，長時間の外出や行事の参加で体調を崩したり，あるいは日常生活のさまざまな場面において移動や着替えに時間がかかる等の変化があらわれる。また，これまでなかった排泄の失敗や，転倒によるけがのリスクも高まる。このような段階では，一人ひとりの楽しみや生きがいを重視し，生活のあり方全体を少しずつ無理のないプログラムに変更していく必要がある。

第三に，介護と医療的支援である。身体的・精神的機能低下が顕著になってくると，より個別的な支援が重要になってくることから，とりわけ摂食・嚥下障害，栄養と水分補給，排泄の調整，入院とターミナルケアに関する対応が必要になってくる。これらの支援は当然，個人によって違いがあり，一般の高齢者施設の支援とも大きく異なる点を理解し，利用者の心身の状況等の変化に対しては，細心の注意を払ってその対応をおこなう必要があることを指摘している。(5)

（4）　認知症の臨床的診断基準

　一般に認知症の臨床的診断基準として使用されているアメリカ精神医学会
（APA）や世界保健機関（WHO）の基準を，そのまま知的障害者に適用するこ
とは困難である。なぜなら，知的障害をもつ者の場合には，認知症にかかる
前から認知機能・精神機能に弱さがあるため，現在の状態が認知症によるも
のか，知的障害によるものかを区別する必要がある。また教示の理解が容易
でない場合には，記憶などの検査をおこなうことが困難である。

　こうした状況をふまえて，知的障害がある人のための認知症スクリーニン
グテストの開発，ダウン症者の認知症スケールの日本での適用に関する研究
がおこなわれている。また最近では，イギリス・バーミンガム大学の研究者
Deb. S., Braganzaによって開発された「知的障害者用認知症判別尺度 DSQIID
（Dementia Screening Questionnaire for Individuals with Intellectual Disorder）」の
日本での実用化に向けた研究もある（木下ほか 2010；2011）。

　この「日本語版DSQIID」は，専門家によらず，家族や本人をよく知る職
員によって簡単に調査が実施できる点，行動評価尺度であるため調査対象者
に負担をかけることなく実施できる点などにメリットがある。ただし，以下
の点には留意が必要であると考える。①記入者に障害についての専門知識，
あるいは以前の本人の姿と現在の姿を客観的に比較する力量があるかは本質
的に重要である。②結果の判断において，チェック数をもって認知症のおそ
れがあるか否かの判断をするのは危険である。チェック数が低くても，その
あらわれの中に認知症に結びつく可能性はないか，逆に高くてもほかに原因
はないのか，十分検討しなければならない。少なくとも専門的な医療との連
携は不可欠であろう。

　いずれにしても現在，福祉現場では，ダウン症者の急激な退行や早期老化
について次々と対応すべき事例が生じており，その判断指針が求められてい
る。DSQIIDは，その結果を実践に活かすために必要とされる力量や労力に

は多くのものがある。しかし，普段の利用者の姿をとらえる視点を与えるものであり，発達との関連についても押さえつつ注意深くおこなうとすれば，きわめて有効なテストだといえる。

(5)　介護者，とくに親・きょうだいの高齢化の問題

　障害者自身の高齢化に関する問題には，一方で介護者，とくに親・きょうだいの高齢化の問題も多く含んでいる。これについての先行研究は多くはないが，障害者団体独自の調査や障害者団体の協力により，その実態を明らかにしようとした調査報告および研究論文がいくつかある。

　たとえば「きょうされん」が加盟通所施設を対象に実施した「家族の介護状況と負担についての緊急調査」(2010年) では，介護者の64％が母親であり，その半数が60歳以上であることが明らかにされている。なお最高齢は94歳の父親が58歳の娘 (精神障害) を介護している例で，他にも93歳の母親が72歳の息子 (知的・身体障害) を介護している例がある。介護者が抱える負担には，身体的・精神的な負担とあわせて経済的負担が大きいといった実態も同調査は明らかにしている。ほかにも，日本自閉症協会の協力を得て，会員へのインタビュー調査を通して自閉症者の親亡き後の生活に対する親の不安に関して研究したもの (傳力 2008) や，障害者家族に関する先行研究のレビューと知的障害者育成会での「育成会ニーズ調査」を通して，親亡き後の問題と当事者団体の組織づくりに言及したもの (高橋・古賀 2004) などがある。

2．知的障害者の加齢変化の特徴

　知的障害者の高齢期の支援課題を明らかにする上で，知的障害者の加齢変

化の特徴について整理しておくことが重要となる。第一に，65歳以上の高齢知的障害者の割合が一般人口に比して低く，10歳から40歳にかけての年齢層で死亡率が高いことである。この点については前述したように，有馬正高らの先行研究でも明らかにされている。死亡原因の特徴として，一般の人たちとは異なり急性死または突然死が高い。

　第二に，身体機能に関しては，40歳代後半から急激に落ち込むことがわかっている。これは障害をもたない人たちと比べて明らかに早い。大阪府下の知的障害者入所支援施設が実施した調査では，入所者（施設入所支援・生活介護事業，29歳～81歳，平均年齢51歳）のうち，食事の形態は4種類，さらに療養食では4種類に分け，個々の利用者に応じて提供されている。体幹機能の低下により歩行の介助が必要な者は26％，車いす使用の者10％，排泄支援についてもより細やかな支援が必要で，ケアパンツで対応している者は22％，嚥下・咀嚼機能の低下により個別の支援が必要な者は42％，また入浴場面では，リスクマネジメントへの配慮から「個浴」（12％）や「機械浴」（3％）で提供している者が年々増加している。

　日中支援においても，入所者の年齢構成が若年者で占められていたころは「日中は作業活動をおこない夜は入浴する」といった日課が通常であったが，高齢化・重度化により「作業・生産活動」を中心とした日課から，食事，排泄，入浴といった「生活支援」を中心とした日課へとシフトしている。起床から朝食，午後の日中活動以降の生活支援および夕食から入浴，就寝にかけての個別支援が大きな位置を占め，職員の配置も必要となっている点を明らかにしている。

　第三に，認知症に罹るリスクが高く，生まれつき障害のない人よりも発症が早い傾向にあることである。五味洋一ら（2012）は，障害者入所支援施設に暮らす65歳以上の知的障害者の実態と支援課題を把握することを目的に調査を実施し，65～69歳の知的障害者のうち16.4％に認知症が疑われる症状があらわれていることを明らかにした。そして，わが国の65～69歳の有病

率が1.5％，65歳以上全体では8～10％とされていることと比較して，知的障害者の認知症は軽視できない問題になってきていることを指摘している。

筆者らが実施した調査でも，ダウン症者が認知症と診断されるに至る経過については，認知症の早期症状のうち「記憶」は該当項目率ではさほど目立たない一方，「疲れやすくなった」「動きが緩慢になった」といった「活動性の低下」にかかわる項目群の該当項目率では高いという結論を得ている。これらの行動の変化は，認知症以外の原因（抑うつ症，感覚器官異常，甲状腺機能亢進・減退症）によって起こることもあるし，認知症と併存することもあるので注意しなければならない。

第四に，ダウン症などのように，障害そのものが老いを確実に早めるということである。ウェルナー症候群やターナー症候群と同様に，ダウン症も早老症候群のひとつである。そういう点では，早老症症状として白髪や頭毛の脱落，下眼瞼の皮膚のたるみ，皺など外見的な老化が進むほか，難聴，白内障，歯肉炎が認められたり，40歳代でもアルツハイマー型の認知症を発症することもある。

さらに，早老症とは別にダウン症者の加齢変化の特徴には，急激な「退行現象」がみられることが挙げられる。この「退行現象」の原因や発症のメカニズムはいまだ十分に解明されていないが，橋本創一や菅野敦ら（1993）は「青年期から成人期のダウン症者に一定の割合で急激な退行が出現しており，しかも，特定の疾病・疾患診断のつかないものであったことから，ダウン症に特有の心理学的機構に起因する退行現象であることは推測される」と指摘している。筆者らがおこなってきた事例研究においても，20歳代後半からあらわれた「退行現象」が，30歳代半ばにさしかかっても改善しない事例が報告されている。

急激な退行現象を発症する契機には，職場や作業所内での対人関係のつまずき，仕事内容の変更やそれにともなう過度の緊張，きょうだいの結婚や就職，両親の死亡等による別離などがあげられた。ダウン症者固有の加齢の問

題の特徴を明らかにするためには，幼児期からの生育過程での自我形成の特徴，成人期の社会・家庭環境における問題，早い人では壮年期から発症する認知症などに留意した検討が必要である。

　第五に，障害特性の及ぼす影響と，障害があることで被ってきた不利益についてである。かれらは障害があるがゆえに，病気の発見が遅れたり，援助行為を受け入れることができなかったりするだけでなく，障害をもたない人に比べて，これまでの生活体験・社会経験の幅が狭いために，十分な知識や判断力を獲得してきたとはいえず，そのために壮年期・高齢期に自分自身や家族におけるさまざまな変化を受けとめ対応していくには多くの困難がともなう。たとえば，長年住み慣れた施設やグループホームでは職員や利用者との関係，1日のスケジュールに馴染み，比較的安定した生活を送ることができていたが，個別的な介護や医療的ケアなどが必要となり高齢者施設へ移動した場合に，新たな環境への適応や関係性を築くことが苦手なために，パニック・不安・興奮状態といった精神症状をきたしたという事例もある。

　知的障害者には以上のような加齢変化の特徴があり，障害を有するために，障害のない人の老化とは区別し，何らかの特別な支援方法なり配慮が用意される必要があることがわかる。一概に身体介護の度合いだけで支援内容を決定することはできないし，一般の高齢者施設の支援とも大きく内容が異なってくる点を理解しておかなければならない。

3. 事例を通して見えてきた高齢期の支援課題

(1) 健康上の課題と医療機関との連携

　加齢にともなう基礎疾患の病状の変化や二次的な合併症，新たな生活習慣病の発症など，さまざまな健康問題が，40歳前後をひとつの節目として高まっていることは前述した通りである。これには，知的障害を抱えるがゆえに，自己の身体の細かな変化を表現したり不調を訴えることが難しいことから疾病の発見が遅れたり，比較的軽度の症状が重篤な事態を招くなどのリスクが高まることが影響している。また，生活施設入所者と比較して，自宅で暮らす障害者の場合，食生活等のコントロールが難しいこともある。そのために肥満症や動脈硬化を合併しやすい。他にも，比較的健康で元気な障害者であっても，視力や聴力などの感覚機能の低下や，甘いものへのこだわりがある人も多いために，歯の喪失や歯周病などの歯科疾患も見られるようになる。高齢期の疾患としては誤嚥性肺炎も多い。これは，加齢とともに咀嚼や嚥下機能が低下することによるものである。知的障害がともなう場合，元来正常な咀嚼や嚥下機能を獲得できていない場合もあるため，その危険性はさらに高まる。また，身体機能の低下や服薬の影響などによって起こる転倒から，外傷性疾患を患う危険性も増加する。中でも，もっとも多いのが大腿骨頸部の骨折である。

　日常的に服薬が必要な障害者は多いが，その状況にも加齢により変化が生じてくる。薬物の代謝に関係する肝臓，排泄を担う腎臓などの機能が低下することによって，副作用が強く出てしまうことも少なくない（高谷・相田 1997）。また，最近の臨床研究では，長期にわたる抗精神病薬などの多剤大量処方が，重篤な心室性不整脈や心臓突然死のリスクを高くするという報告もある

（NPO法人コンボ編 2013）。

　わが国では，統合失調症患者を対象とした処方調査で，抗精神病薬が単剤で投与される率は諸外国よりも著しく低い上に，抗精神病薬が3剤以上併用される率が際立って高いことが問題視されている（稲垣 2012）。ある事業所がおこなった利用者の投薬状況調査では，103人中投薬を受けている者は53人（51.4％），そのうち3剤以上の投薬を受けている者は31人（58.4％）にも上った。多剤大量処方がなされている者に共通している点は，肥満傾向が多いこと（とくに40歳を過ぎるとその傾向が大きくなっている），医学的管理が必要とされる生活習慣病を発症していることである。主治医ともよく相談し，家族とも連携しながら投与量などを検討していかなければならない。

　壮年期・高齢期の健康上の課題のひとつは生活習慣病の予防と健康管理であり，「これ以上悪くさせない」という視点からの予防的なアプローチが求められる。健康診断等でおこなわれる検尿・血液検査の経年的な把握と，日常的におこなっている血圧測定といったバイタルチェックに加えて，排泄や生理の状況，体重の変化，日常生活動作から見る体力の低下といったわずかな変化から健康状態を把握しなければならない点に，職員の専門性が求められるだろう。加えて，通院や入院が必要になった場合，障害を理由に医療機関から家族や施設職員が付き添うことを条件にされたり，通院・入院そのものを断られたりする例がある。福祉と医療・保健分野との連携や，専門職との協力関係がスムーズにおこなわれないと，必要な医療行為すら実現できないという現実があることも大きな問題である。

(2)　加齢に合った日中活動の位置づけ

　単調になりやすい壮年期・高齢期の生活の中で，労働・作業活動，余暇活動をどう位置づけるのかは重要な支援課題である。多様な集団の場を提供しながら，利用者が老いとどう向きあっていくのか，この部分を支える周囲の

役割は大きい。

　利用者からは，壮年期・高齢期を迎えても働き続けたいとの願いをよく聞く。それは，日中活動の場がかれらにとっては居場所であり，自己の存在を実感し，人との関係がもてる唯一の場になっているからであろう。仮に，本人の状態に合わせて短時間労働にしたり，作業内容を単純なものに変更したりしたとしても，作業活動に参加していることが心身の健康につながったり，生産した商品を介して社会との接点を感じることができたりする。

　障害のある人の労働（権）保障とは，たんに働いて賃金を得るというだけでなく，人間的発達の実現をもめざして取り組まれてきた。そして，これまでの実践によって，労働が本人にとって内面的な豊かさをももたらすことを，理論的にも実践的にも明らかにしてきたのである。こうした障害者の労働と発達の本源的な意味をふまえ，壮年期・高齢期においてもその機会を保障していかなければならない。しかし，10代，20代から働き通しで，豊かな余暇を過ごしたり，十分に社会参加してきたとは言えないかれらにとっては，老後をどのように過ごしていきたいのかと問われても「働きたい」という答えしか思い浮かべることができないという面もあるだろう。これからの人生をどのように生きていきたいのか，もっと深いところでかれらの想いや願いを酌み取っていかなければならない。つまり，かれらの「働き続けたい」との思いは，たんに働くということだけでなく，「いまよりも，より充実した生活や生き方をしたい」という願いとして受けとめるべきであろう。

(3)　暮らしの場の保障と日常的な生活サポート

　高齢期の暮らしの場に対する支援は，利用者家族への支援が課題となるだろう。なぜなら，わが国では在宅で暮らす障害者の多くが，歳を重ねても家族のもとで暮らし続けているという実情があるからである。また死別などによってひとり親世帯も増加しており，家庭生活の継続の困難さや不安を訴え

る声も多い。

　知的障害者が障害者支援施設への入所に至った理由を調査した報告によれば（第1回「高齢の障害者に対する支援の在り方に関する論点整理のための作業チーム」2015年），自宅から入所する場合は新規の入所がほとんどであり，年齢は65歳前後が多いことがわかっている。入所の理由は，「本人の病気・身体機能の低下」「家族の高齢化や死亡」などである。つまり，家族の介護がいよいよ継続できなくなった事態に直面して，施設等を利用するケースが多い。これでは，かれらの生活の連続性は断たれ，これからの生活に対する希望を選択する余地もないままに，新たな場で支援なり援助なりが開始されることになる。こうした結果は本人にとっても，これまでかれらを支えてきた家族にとっても不幸なものである。

　一方，上記の調査では，グループホームからの入所事例の約3分の2が地域移行後の再入所であり，本人の病気や身体機能の低下がその理由であることも明らかにされた。他の障害者支援施設から入所してきた者も，65歳以前に介護度が高くなり，設備や専門的な支援が整備されている施設に入所する必要が理由として挙げられている。障害者が地域で暮らすということが選択肢として考えられるようになってきたのはつい最近のことであり，グループホームはその拠点として位置づけられている。しかし，設備基準や職員配置基準を見ても，高齢期を支える暮らしの場としては貧しいと言わざるをえないのが現状である。

　「地域生活」とは，たんなる「生活の場」としてではなく，「どこで」「誰と」「どのように暮らすのか」という生活の質的な問題としてとらえることが大切である。とくに，周囲の環境の影響の変化を受けやすい障害者の場合，地域での生活支援においては，これまでの生活習慣や環境を大きく変えることなく，家庭的な雰囲気をもちながら，少人数での暮らしの場を保障していく必要があるだろう。こうした視点から最近では，高齢期の暮らしの場として，現行の入所更生施設がこれまでの実践の蓄積を活かして，小規模の高齢者棟

あるいは個室・ユニットケアの導入や，高齢者専用のグループホームを開設したり，地域での生活を支えるために「暮らしの拠点施設」づくりを進めたりするところも出てきている。「暮らしの拠点施設」とは，日常的に医療的支援を受けることができ，重度の行動障害の人も利用できる職員体制と居住機能を充実させた暮らしの場のことをいい，地域にあるグループホームへの緊急支援，在宅・単身生活者への余暇支援，成年後見支援などの充実も図られている。在宅での生活が難しくなった際の暮らしの場については，障害者支援施設をはじめとした居住系の施設で，必要な支援を受けながら暮らし続けたいとするニーズが増大している。したがって，施設入所支援については，短期入所，レスパイトケアを含むセーフティネットとしての機能の明確化を図り，利用者の生活の質を確保する水準のものとする必要がある。前述のように，個人のプライバシー等の保護の視点からも個室化やユニットケアの実施等の生活環境の改善を図ること，医療的ケアや入院介護等に必要な体制整備を図るとともに，必要に応じてガイドヘルパーやホームヘルパー等の居宅介護の併用を認めることが求められている。

こうした点をふまえて，壮年期・高齢期の暮らしを住み慣れた地域で支えるには，①日常的な生活サポートや健康面での医療サービス・リハビリテーションについても気軽に利用することができるしくみがあること，②家族の緊急時にいつでも利用できるショートステイのしくみがあること，③余暇活動等等を含む多様な支援体制が整備されていること，④地域でのきめ細かな支援を提供する上で，相談支援を含む総合的なケアマネジメントの機能が位置づいていること，⑤福祉施設・事業所に対する報酬面での配慮がなされていること，⑥障害者にも対応する訪問看護ステーションが身近にあること，⑦病状の重篤化や急変時における急性期病院の受診・緊急受け入れ体制があること，の視点が求められる。

介護保険は制度設計上，要介護認定のしくみや利用料負担も含めて多くの問題点を有しているが，高齢者福祉分野では，サービスが量的に増え内容も

多様になったことから，施設か在宅かの二者択一だった時代から脱してきているという実績がある。とくに認知症の人の居場所，住まいは随分と広がりをみせてきた。さらに，ケアする側の都合から本人都合へと，本人に合わせたケアを考える条件も増えている。必要としている人たちが費用の心配なくいつでも利用することができるようになれば，それぞれのサービスの機能の強みを生かすことができ，一人ひとりの状態に合わせたケアの可能性が広がってくるだろう。こうした高齢者福祉実践から学ぶことは多いといえる。

（4）　知的障害者と認知症ケア

　知的障害者が認知症に罹るリスクが高く，一般の人よりも発症が早い傾向にあることや，その発見が本来の障害特性から困難である点については，前節で指摘した通りである。しかし，知的障害者の老化徴候や行動傾向，加齢変化にともなう評価の方法は十分に確立しているとはいえず，家族や職員が日々の生活の中で認知機能等のおかしさに気づいたとしても，そのことを評価する指標や測定方法，判別尺度がないのが現状である。

　老年医学の分野では，老化のさまざまな現象について評価する方法として，医学的検査や長谷川式簡易知能評価スケールなどの認知症を評価する測定法がすでに開発されている。しかし，そのような測定法を障害者，とりわけ知的障害者にそのまま用いることは難しい。質問紙では，生まれつき認知機能が弱いために質問項目の主旨を理解することができなかったり，調査者の動機づけに左右される場合もあるため，それらの測定法が十分に適しているとは言えないだろう。

　知的障害者の認知症の診断をおこなうスクリーニングテストの開発やスケールに着目したものに，かつて筆者が紹介した「アルツハイマー病や他の認知症を伴う成人期の知的障害者のアセスメントと介護のための指針」がある。これは，知的障害と認知症の両方に罹患した者に共通する臨床的変化を診断

するための指針と，認知症の進行ステージに対応した医学的サポートの内容とケアの方法について提唱したものである[9]。

　他にも，前述した通り，ダウン症者の認知症の診断をおこなうスケールとして開発されたものや，スクリーニング尺度の標準化の研究として日本語版の作成を試みているものもある[10]。

　ところで，知的障害者が認知症に罹患した場合には，どのような支援方法があるのだろうか。一般の認知症高齢者に比べ，知的障害者の場合の支援方法についての研究は非常に少ない。以下では，事例研究に基づいて具体的な支援方法の実際について整理しておく。

　まず，認知症も含め，本人の加齢変化を家族が受け入れることに困難な場合が多い点がある。たとえ認知症による中核症状の進行と妄想・不穏な行動，不眠といった周辺症状を呈しており，家族はその変化に気づいていても，それらを受けとめ適切な支援につなげることは難しい。その理由には，本人の加齢や病気に対して前向きになれない家族の心情だけでなく，家族自身の高齢化などもある。

　こうした家族に対する支援については，本人の現在のようす（家族が目にしていない施設でのようすなど）や今後の見通しなどを丁寧に伝えることから始めていく。とくに認知症の診断や進行については，医師から伝えてもらい，これまで病状がどのように変化してきたのか，今後どう変化していくのか，家族と職員が情報を共有するようにする。情報提供と課題の共有を積み重ねることで，家族はある程度見通しをもって生活を組み立てたり，本人と接したりすることができるようになる。また，本人の状態や家族の状況の変化によっては，帰省回数を少なくするなど，家族への負担が軽減されるような支援も展開している。

　では認知症であると診断，もしくは疑われた場合，本人に対してどのような支援が必要になるだろうか。もちろん適切な医療につなげることは言うまでもない。また病状の進行によっては，これまでなかった言動が見られるよ

第6章　知的障害者の加齢と支援の課題　　161

うになるが，客観性をもって接すること，本人の抱える不安や求めていることを推測して支援していくことが求められる。

いくつか支援に際して大切な視点を挙げておく。

まず，①本人・家族から，これまでの暮らしについて聞き取り，馴染みのある環境を整えることにより，安心を感じてもらうことのできる支援を提供することである。本人が以前，元気だったころにしていた作業，余暇活動での取り組みを日々の支援に活かしていくことである。もちろん，身体機能の低下に合わせて介護機器を導入したり，移動に関する動線を確保したりするためには，設備の改修等の環境整備も必要となるだろう。

②これまでの人間関係もなるべく変えないことが望ましい。小集団の中で生活することにより，顔なじみの関係ができることで利用者どうしが相互に支えあう関係を築いてもらうことができる。意図的に集団をつくることで，その集団の中でその人の「役割」をもってもらうこともできる。

③自分の「役割」や「居場所」をもってもらうことは，認知症が進んできても，家庭や集団の中でその人が生活の主体者と感じられるために重要である。つまり，最期まで役割をもって輝いてもらうという視点である。

④生活のリズムも，これまでと大きく変わることのないようにすることが望ましいが，より個別化し柔軟に対応することが求められる。

(5)　福祉施設・グループホーム等での終末期のケア

これまで，障害のある人たちの多くは医療機関で終末期を迎えることが多かった。しかしこれからは，本人や家族の意向に応えるかたちで，福祉施設やケアホームで終末期を迎えることも多くなるだろう。こうした看取りのための体制は，制度としては位置づいていないが，家族が先に亡くなり対応を迫られる事例が発生している。

障害のある人は家族や健康上の問題，仕事や経済的な問題などをつねにか

かえている。高齢期・終末期には，そうした問題がさらに重くのしかかるとともに，人生の最期つまり人の死というものをどう理解し，どう受けとめていくのかということも課題になる。それは，身近な人や自分自身の老いや死である。私たちは，こうした事態に立つかれらの内面に寄り添い，家族や自分の死を前にして感じる不安や混乱，さらに，家族の葛藤にも心を寄せていかなければならない。高齢者介護の基本は「尊厳の保持」であり，障害者本人が個人として尊重され，その人生をまっとうできるよう支援をおこなう。看取り介護も同じであって，本人と家族の望みをかなえ，安らかな最期を迎えることができるように日々の生活を支えることである。

　生まれたときから障害とともに生き，老いに面してなお障害によって病気の発見が遅れたり，治療が困難だったりするなど，障害のある人たちの人生には多くの苦難がともなう。支える職員の側にも，仲間の老いや死は大きな喪失感を与える場合もある。しかし，最期までかれらのよりよい生をどう支援していくのかを模索することが，その喪失感を和らげることにもなる。障害のある人の高齢期・終末期への実践は始まったばかりである。

おわりに

　高齢障害者問題の現実は，「負の遺産」ともいうべきこの国の貧困な障害者・高齢者対策がもたらしてきた歴史的所産のひとつである。国連は「高齢者のための国連原則——人生を刻む年月に活力を加えるために」（1991年）の中で，「高齢者は，搾取ならびに身体的あるいは精神的虐待をうけることなく，尊厳を保ち安心して生活できなければならない」「高齢者は，年齢や性別，人種的または民族的背景や障害またはその他の地位にかかわらず公正に扱われ，高齢者の経済的寄与とは関係なく評価されるべきである」と決議してい

る。こうした精神を活かし，知的障害者の高齢期の生活をより豊かなものにするための実践的・制度的課題について検討することは，この国の障害者問題を，障害者の権利条約の視点に立って大きく前進させるための課題のひとつである。

(植田章)

[付記] 本稿2・3節は，拙稿「知的障害者の加齢変化と支援課題についての検討」(『福祉教育開発センター紀要』第13号，2016年)の一部を加筆修正したものである。

〈注〉
(1) 知的障害者更生施設は，18歳以上の知的障害者を入所させてこれを保護するとともに，その更生に必要な指導及び訓練をおこなうことを目的とする施設としており，制度設計の段階では歳をとった障害者の施設への滞留は想定されていない。
(2) 障害者生活支援システム研究会編『権利保障の福祉制度創設をめざして——提言　障害者・高齢者総合福祉法』かもがわ出版，2013年。
(3) 松井亮輔・川島聡編『概説　障害者権利条約』法律文化社，2010年。
(4) ピーター・ホワイトハウス『The Myth of Alzheimer's』(アルツハイマー病という神話)。「アルツハイマー病は老化現象に伴う身体の状態のひとつであり，確立した疾患として扱うことは難しい」と提唱。
(5) 独立行政法人国立重度知的障害者総合施設のぞみの園の実践並びに研究に関しては，「国立のぞみの園ニュースレター」やのぞみの園研究部刊行の『研究紀要』に紹介されている。
(6) 日本語版として開発された「DSQIID」の妥当性を検討するために，障害者入所・通所施設を利用するダウン症者63名を対象にして，当事者についてよく知る各施設の職員による評定を得た。発達特性と加齢にともなう「日本語版DSQIID」の変動の特徴や発達段階ごとの該当項目内容の比較検討をおこなった。
(7) Royal Collego of Psychiatrists / The British Psychological Society編，「認知症の知的障害者」翻訳プロジェクトチーム訳「認知症の知的障害者——アセスメント・診断・治療および支援の手引き (日本語版)」のぞみの園『10周年記念紀要』，2014年。
(8) たとえば重度訪問介護は長時間の見守り支援を本質的な特徴としているが，介護保険制度による訪問介護は，30分等を1単位とする短時間の訪問介護となっている。地域で暮らす障害者の必要なサービス量が確保できない場合が多い。
(9) 「Practice Guidelines for the Clinical Asssessment and Care Management of Alzheimer and other Dementias among Adults with Mental Retardation (IASSID)」(植田章『知的障害者の加齢と福祉実践の課題——高齢期の暮らしと地域生活支援』高菅出版，2011年，69-85ページ所収)。なおこの指針は，国際知的障害研究協会 (IASSID) ならびにアメリカ精神遅滞学会 (AAMR) の作業部会からの報告を受けて，IASSID諮問委員会，AAMR評議会により1995年に承認されたものである。
(10) たとえばGedye A. (1995)「Dementia Scale for Down Syndrome」，小島道生ほか (2000) などがある。

164　Ⅱ　課題編

〈参考文献〉

有馬正高（1998）「知的障害をもつ人達のライフステージと健康問題・全国居住施設へのアンケート調査から」『不平等な命──知的障害の人達の健康調査から』社団法人日本知的障害福祉連盟，10-62ページ

────（2002a）「障害者の老化と医学的課題」『国際セミナー報告書　世界の障害者福祉の動向──高齢障害の地域ケアとQOL』日本発達障害学会，25-37ページ

────（2002b）「加齢に伴う知的障害の医学的課題」『発達障害研究』第24巻2号

────（2003）「生涯を見通した知的障害者への医療」『発達障害医療の進歩』第15号

稲垣中（2012）「抗精神病薬多剤大量投与の是正とQOL」『精神神経』第114巻6号

NPO法人コンボ編（2013）『統合失調症の人が知っておくべきこと──突然死から自分を守る』

木下大生ほか（2010）「知的障害者用認知症判別尺度日本語版（DSQIID）の信頼性・妥当性の検証」独立行政法人国立重度知的障害者総合施設のぞみの園『研究紀要』第4号

木下大生ほか（2011）「知的障害者用認知症判別尺度日本語版（DSQIID）の開発に関する研究──感度と特異度の検証を中心として」のぞみの園『研究紀要』第5号

小島道生ほか（2000）「Dementia Scale for Down Syndrome の日本への適応」『発達障害研究』第22巻1号

五味洋一ほか（2012）「障害者支援施設における65歳以上の知的障害者の実態に関する研究」のぞみの園『研究紀要』第6号

高谷幸三郎・古賀成子（2004）「障害者家族の生活困難に関する研究」『東京家政学院大学紀要（人文・社会科学系）』第44号

高谷順子・相田文彦（1997）「障害者とくすり」『障害者の健康と医療保障』法律文化社

橋本創一・菅野敦（1993）「ダウン症成人者の急激な発達退行現象についてⅡ──退行現象があらわれたダウン症者1例における行動及び知能の変化」日本発達心理学会第4回大会発表論文集

長谷川桜子・池田由紀江（2000）「ダウン症者における身体的・心理的加齢変化──最近の研究概観」『発達障害研究』第22巻2号

平野悟・高嶋幸男（2000）「知的障害児のエイジングの医学的背景──ダウン症候群からのアプローチ」『発達障害研究』第22巻2号

傳力（2008）「自閉症者の親亡き後の生活に対する親の不安に関する研究」『生活科学研究誌』第7号，大阪市立大学

COLUMN 学びの展開②

災害と障害者支援

　毎年のように自然災害に見舞われる日本列島で暮らす私たちにとって，災害への対処は誰にとっても他人事ではない。中でも障害者は，災害時にもっとも「逃げ遅れる」可能性の高い人々であり，障害者を支援する専門職にとっては，災害対策と生活再建の支援のために必要な知識を日頃から学んでおくことは，いざ災害が起きたときに当事者の生死にもかかわる重要な課題である。

　一般的に，災害時になんらかの特別な支援ニーズを必要とする人を「災害弱者」と呼ぶ。行政用語としては「災害時要援護者」であり，具体的には2006（平成18）年に内閣府（防災担当）が出した『災害時要援護者の避難支援ガイドライン』で，以下のように説明されている。

　「いわゆる『災害時要援護者』とは，必要な情報を迅速かつ的確に把握し，災害から自らを守るために安全な場所に避難するなどの災害時の一連の行動をとるのに支援を要する人々をいい，一般的に高齢者，障害者，外国人，乳幼児，妊婦等があげられている。要援護者は新しい環境への適応能力が不十分であるため，災害による住環境の変化への対応や，避難行動，避難所での生活に困難を来すが，必要なときに必要な支援が適切に受けられれば自立した生活を送ることが可能である」（内閣府『災害時ガイドライン』2006年，p.2）

　このガイドラインにおいて「障害者」は，身体障害者手帳（1・2級）を持つ者，および知的障害（療育手帳A等）の者を対象としている。

　2011年3月11日に発生した東日本大震災においては，車いす使用など，自力での移動が困難な障害者が津波から逃げ遅れて生命を失った割合は，健常者の2倍に上るという事実がある。災害弱者としての障害者とは，まず第一義的に「逃げ遅れる人々」である。しかし，災害の最初の被害から逃れられたとしても，障害者の抱える困難はそれだけにとどまらない。

　東日本大震災の発生後，避難所生活を余儀なくされた障害者の中でも，精神障害者，知的障害者（児）や発達障害者（児）などは，環境の変化に戸惑い，落ち着きなく動き回ったり，奇声を上げたりするために避難所の中で迷惑がられ，やむなく家族と

ともに車中で寝泊まりしたり，危険を承知で壊れた自宅に戻らざるをえなかったという事例が報道された。さらに，トイレや入浴，食事などに介助が必要な身体障害者の場合，避難所は段差など物理的バリアも多く，介助者も不足していたため，車いすから動けずにいた事例なども報告されている。

こうした事態を回避するために，障害特性に対応するバリアフリー環境を備えた「福祉避難所」の設置が，各自治体が整備すべき災害対策の重点項目となっている。

また，災害時の情報保障は，視覚・聴覚障害者，知的障害者にとって生死を分かつ問題であり，重要性がきわめて高い。在宅避難者の場合はとくに周囲から孤立しやすいため，掲示板や町内アナウンスだけでは不十分である。情報の不足ゆえに支援物資が届かないといった状況が続けば，生命の危機に瀕する事態も生じかねない。そのため，障害者の居場所確認作業と，合理的配慮を含む情報サービス保障が，災害時の障害者支援項目としては必要となる。

また，障害者の中でも精神障害者はとりわけ継続的な医療支援が必要である。手元の処方薬（抗精神病薬・抗うつ薬，抗不安薬，睡眠薬など）がなくなると精神症状が不安定となり，急性症状を呈して緊急入院を要するケースもある。そのため，精神障害者をはじめ慢性疾患患者の多くは，万が一の自衛策として余分の処方薬を常備携帯するようにしているという。しかし薬によっては処方できる日数が規定されているため，長期間の避難所生活ではその方法にも限界がある。東日本大震災での精神障害者支援にかかわった看護師・保健師・精神保健福祉士・社会福祉士・臨床心理士等の多くが，最初の任務として，障害当事者が日常的に服薬していた薬を聞き取り，処方薬の入手に八方手を尽くしたという。ある精神障害者授産施設のスタッフは，処方薬が切れて精神症状が悪化している利用者のために，自衛隊に掛けあって近隣の医療施設までの移送を依頼したという。

このように，災害時には，被災者の健康管理やケガ（外傷）の処置と同様に，処方薬の確保，および緊急休息入院も含めた総合的保健医療サービスの支援提供それ自体が，必要不可欠な支援項目である。

2013年5月，日本学術会議の社会学委員会・社会福祉分科会は『災害に対する社会福祉の役割──東日本大震災への対応を含めて』という提言を出した。要約すれば，国や地方公共団体に対しては，①被災者支援には公的機関だけにとどまらず多様な民間団体を活用すること，②災害派遣医療チーム（DMAT）と連携できる社会福

祉士・精神保健福祉士・介護支援専門員などの福祉専門職・専門職能団体で構成される災害派遣福祉チーム（DWAT：Disaster Welfare Assistance Team）の創設を提言している。また，社会福祉職能団体・関係者団体への提言としては，当面の課題として仮設住宅での相談支援・生活再建支援，今後の課題として①減災に向けたコミュニティづくりのための福祉と防災関係機関との連携強化，②災害時に派遣できる福祉関係団体の組織化の重要性，③災害ソーシャルワークの研究と教育の推進，などが盛り込まれている。

　3.11の大震災と原発事故により私たちは，原子力発電に対する「安全神話」の崩壊を目の当たりにすることになった。津波と放射能汚染のために，突如として故郷を喪失する体験を強いられた被災者の存在とその思いを，障害者福祉を学ぶ者は心に留めておいてほしい。障害の社会モデル（→第1章）の視点を災害時に当てはめるならば，災害にともなうさまざまな喪失体験を抱えて生きるという生活問題は，私たち自身の「過去と現在と未来の問題」の中に宿る，社会的矛盾そのものなのである。（結城俊哉）

〈学びをさらに深めるために〉
蟻塚亮二・須藤康宏（2016）『3・11と心の災害——福島にみるストレス症候群』大月書店
ラファエル，ビヴァリー（1988）『災害の襲うとき——カタストロフィの精神医学』石丸正訳，みすず書房
アルドリッチ，ダニエル・P（2015）『災害復興におけるソーシャル・キャピタルの役割とは何か——地域再建とレジリエンスの構築』石田裕・藤澤由和訳，ミネルヴァ書房
飯田基晴（2012）『逃げ遅れる人々——東日本大震災と障害者』東北関東大震災障害者救援本部（DVDビデオ）
高橋晶・高橋祥友編（2015）『災害精神医学入門——災害に学び，明日に備える』金剛出版
「こころのケアセンター」編（1999）『災害とトラウマ』みすず書房
ソルニット，レベッカ（2010）『災害ユートピア——なぜそのとき特別な共同体が立ち上がるのか』高月園子訳，亜紀書房
中井久夫（2011）『災害がほんとうに襲った時——阪神淡路大震災50日間の記録』みすず書房
熊谷一朗（2016）『回復するちから——震災という逆境からのレジリエンス』星和書店
西尾祐吾・大塚保信・古川隆司（2010）『災害福祉とは何か——生活支援体制の構築に向けて』ミネルヴァ書房

第7章

障害者の就労支援と社会参加

はじめに

　今日，障害者の分野において「就労支援」が強調されるようになっている。実際に，福祉や教育から雇用への移行を重視した政策が展開されている。しかしながら，なぜ働く上で心身の障害が問題となるのか，そして，なぜ障害のある人の就労を支援するのか，かならずしも十分に認識されないままに，障害者の就労支援が目的概念的に独り歩きしている。

　人生において長い時間を占める「働くこと」は，障害の有無にかかわらず重要な社会参加の手段であることは言うまでもない。そのため，あらためて障害のある人が働くことの意義を見つめ直しながら，就労支援の歴史的変遷に迫りたい。

　その際，わが国の障害者雇用の促進のための基本的な枠組みであった**障害者雇用率制度**の意義と課題を検証しながら，障害者権利条約に基づく障害者差別禁止と合理的配慮の提供義務の提供下における今日的課題を提示したい。

　一方，福祉的就労の名のもとに，多くの障害者が生産的活動に従事している。その働き方は，就労継続支援事業に代表される福祉サービスの枠組みに規定されている。その結果，生産的活動の対価としての「工賃」はきわめて

169

低い水準で推移せざるをえない状況である。働き手である障害者は，それぞれの持ちうる能力を精一杯発揮しているはずであるが，その「労働」がどの場面に位置づけられているかによって，労働の対価の多寡が決定づけられている現実がある。福祉的就労に従事する障害者は労働者にはなりえないのか，その構造的課題にもふれたい。

　障害者の社会参加としての就労を追求することは，障害の有無にかかわらず誰もが働きあう社会をもたらし，すべての人々にとっての**ディーセントワーク**（働きがいのある人間的な仕事）を実現する道であることを確認したい。

1. 障害と「働く」こと

(1)　働く上で障害がもたらす制限と制約

　障害を理由に「働くこと」自体が達成できない，あるいは制約を受けることによって，働く機会から排除されている人々が少なくない。勤労は国民の義務であると同時に権利である。にもかかわらず，希望する人々がそれを実現できていない状況がある。

　その際，実現できていない理由として，障害者が就労していない，あるいは就労を希望していないことなど，本人側の状況が問題視されがちであるが，社会的・環境的要因等，働くことを制約する条件は多岐にわたる。とくに，環境や社会的条件による就労の制約条件の除去こそ，障害者福祉における就労支援の本質である。

　まず，障害者が働くことについて，その概念を広げてとらえてみたい。たとえば，「働く」「仕事する」「作業する」ということを英語で表現するとしたら，どのくらいの言葉が浮かぶであろうか。「ワーク（work：働く，なすべ

き仕事）」「ジョブ（job：賃仕事，請負仕事）」といった言葉は比較的簡単に想起されるかもしれない。さらには「ヴォケーション（vocation：天職）」「レーバー（labor：労役，骨の折れる仕事）」という表現も浮かぶだろうか。「キャリア（career：経歴，職業での成功）」「ポスト（post：職位，仕事）」「プロフェッション（profession：専門的な仕事）」等も想起されるかもしれない。

　しかしながら，障害者にとっては，働く上で障害がもたらす制限と制約から，とくに賃金労働に結びつきやすい「ワーク」や「ジョブ」といった概念でとらえるだけでは，その機会を得ることが難しい場合も少なくない。

　そこで，働くことの概念を拡張する想像力が求められてくる。たとえば，「タスク（task：義務として負わされた仕事）」「ビジネス（business：用事，取引）」「ミッション（mission：使命）」といった言葉の存在に気づくかもしれない。これらは，かならずしも賃金労働としての狭義の「働くこと」のみを意味してはいない。そこには，社会を構成する人として，なんらかの使命を担っていくことも含まれている。障害の有無にかかわらず，何らかの役割遂行や社会貢献の意義を含めて，広義の「働くこと」を見いだすことが重要になる。

　ところで，職場におけるノーマライゼーションは，他の生活場面と比べてその実現が遅れてきたといえる。ベンクト・ニィリエ（→第1章を参照）は，ノーマライゼーションを実現するための原理のひとつとして「ノーマルな経済水準」を掲げている。しかしながら，現実の障害者就労の世界では，障害者についても「仕事ができるかどうか」を職場の受け入れの条件にすることがまかり通ってきた。事業所が障害者の雇用を受け入れなくても，「仕事ができないから」という理由が成り立てば，障害者は諦めざるをえず，職場におけるノーマライゼーションの実現は遠ざかるというものであった。とくに，生産性や作業能力の課題が個人の問題としてとらえられていた時代にあっては，障害者も環境が整えば十分に働くことができることに理解を得にくい傾向が強かった。

第7章　障害者の就労支援と社会参加　　171

(2)　働くことの権利と働く義務からの解放

　「働く」とは，人が社会の構成員として，みずからの知識，経験，体力等を用いつつ，それらを獲得，維持，向上，再生産しながら労働を提供する営みである。この基本的な営みは，時代や文化，あるいは社会状況や宗教などに基づく価値観による影響はあるものの，人生においてきわめて重要な部分を占めることについて異論はないだろう。

　日本国憲法第27条には「すべて国民は，勤労の権利を有し，義務を負う」と明記されている。勤労は国民の「義務」であると同時に「権利」である点を確認しておきたい。

　就労支援は，労働市場で収入をともなう就労機会（ペイドワーク）を得るだけでなく，時に，収入をともなわないアンペイドワーク（不払い労働）を含む，多様な働き方を実現する支援プロセスである。しかし，今日の社会は，こうした障害者に対しても，労働市場での就労を至上とする見方が出やすい社会状況にある。

　働くことの義務を単純にとらえすぎると，本当は働きたいと思っているのに，環境条件・社会条件が整わないために直ちに就労できない状況にある障害者は「働く義務を果たしていない」者，あるいは「働く意思のない」者との烙印を押されてしまう危険性がある。逆に，障害があるために，その義務を免除すべき者という決めつけによって障害者の働く力を否定したり，過小評価したりすることにつながりかねない。働くことを権利として的確に主張するとともに，単純な義務化の考え方からも解放されることが必要である。

　さらには，世界保健機関（WHO）の国際生活機能分類（ICF）が提示するように，障害者が就労できるかどうかを個人の意欲や所与の労働能力，作業能力だけで見るのではなく，職場の環境条件によって就労可能性が変化するという視点が求められる。

172　Ⅱ　課題編

（3）　障害のある人の「働くこと」をめぐる歴史的変遷

　今日の職業世界は賃金労働を中核としている。日本の社会においても，自営業や農業経営者等を除くと，稼働労働年齢にある国民の多くは賃金労働者に位置づけられている。障害者についても，賃金労働者として職業世界に参加することをめざす施策が展開されている。歴史的に振り返れば，特定の技能，たとえば音楽，口承による歴史学，あん摩・鍼・灸等は視覚障害者の職業として重んじられてきたが，ごく限定的な対応であり，同じ障害をもつ者全体を対象とした雇用対策ではなかったことは言うまでもない。

　障害者を対象とした本格的な就労支援は，第2次世界大戦後にスタートする。障害者施策がそもそも傷痍軍人を対象に始まったことは第2章でもふれているが，1949（昭和24）年に民主国家にふさわしい障害者施策をめざす身体障害者福祉法が制定され，福祉制度としての「**授産事業**」がスタートしている。授産事業は，障害者自立支援法が制定されるまで，障害別の福祉法に基づき位置づけられていた。「授産」とは「上が仕事を授ける」という意味合いからもわかるように，保護的な位置づけで歴史的に展開していた背景がある。身体障害者雇用促進法が1970（昭和45）年に制定され，障害者雇用分野での取り組みがスタートするまでは，コロニー運動に代表される，主に身体障害者を対象にした就労施策の中核を担っていたといえる。

　こうした障害者就労に関する国内状況であったが，国際基準としては着実に進展が見られてきた。国際労働機関（ILO）は，**表7-1**に示す通り，1955（昭和30）年に「障害者の職業リハビリテーションに関する勧告」（第99号勧告）を発出した。そこでは，「職業リハビリテーションとは，継続的かつ総合的リハビリテーション過程のうち，障害者が適当な就業の場を得，かつそれを継続することができるようにするための職業的サービス，例えば，職業指導，職業訓練，及び選択的職業紹介を提供する部分をいう」と定義された。勧告ではあるが，各国における障害者施策に与えた影響は大きく，わが国では前

第7章　障害者の就労支援と社会参加　　173

表7-1 主要な障害者就労支援政策の発展

1955年	国際労働機関（ILO）「障害者の職業リハビリテーションに関する勧告」（第99号勧告）
1960年	身体障害者雇用促進法（雇用は努力義務）
1976年	身体障害者雇用促進法改正（雇用は努力義務から法的義務へ。納付金制度・助成金制度の創設）
1983年	国際労働機関（ILO）「障害者の職業リハビリテーション及び雇用に関する条約」（第159号条約）および同勧告（第168号勧告）
1987年	障害者の雇用の促進等に関する法律（法律の対象をすべての障害に拡大，知的障害者の雇用率算入が可能に）
1992年	国際労働機関（ILO）第159号条約を日本が批准
1997年	障害者の雇用の促進等に関する法律改正（知的障害者を法定雇用率の算定基礎に）
2006年	精神障害者の雇用率算入が可能に 国連「障害者の権利に関する条約」採択
2013年	法定雇用率の改訂（民間企業は2.0％に）
2014年	障害者雇用促進法の改正（障害を理由とした差別の禁止，合理的配慮提供の義務化） 国連「障害者の権利に関する条約」を日本が批准
2018年	障害者法定雇用率の算定基礎に精神障害者を算入（経過措置後，2021年3月から民間企業は2.3％）

述の身体障害者雇用促進法制定の原動力になったといえる。

　さらにILOは1983年に「障害者の職業リハビリテーション及び雇用に関する条約」（第159号条約）および「勧告」（第168号勧告）を採択した。同条約において，職業リハビリテーションの目的は「障害者が適当な雇用（employment）に就き，それを継続し，かつ，それにおいて向上することにより，社会への統合または再統合を促進することにある」とされている。

　ここでいうemploymentとは，雇用関係のある就労のみならず，自営や保護的雇用も含めた幅の広い概念である。わが国では障害者雇用，すなわち労働分野の枠組みでとらえられがちであるが，そこに多様性があることを認識

する必要がある。

　ところで，ILO第159号条約では，対象となる障害者を「正当に認定された身体的または精神的障害のため，適当な職業に就き，これを継続し及びその職業において向上する見通しが相当に減少している者」と位置づけている。身体上または精神上の障害に起因して，職業生活に就くことや，それを維持していく上でなんらかの困難がある人を障害者としてとらえ，職業リハビリテーションサービスを提供すべきという考え方である。障害の原因や種類・程度が問題なのではなく，障害が現在，あるいは将来の就職に対して実質的な不利となっている場合について，職業リハビリテーションの対象者としてとらえるべきであるとの考え方である。

　身体障害者雇用促進法では対象が身体障害に限定されていることから，1992年に同条約を批准するまで，障害者雇用促進法への改正を含む国内法の整備に9年間を要したことも特徴である。身体障害に始まり，やがて知的障害へと広がり，それを精神障害が追いかける構図は，まさに障害者福祉の発展と同じ展開（→第3章）といえる。

　その中で重要なことは，わが国の障害者雇用の発展には，ILOをはじめとする国際基準が影響を与えてきたことである。国際基準に照らして，わが国の取り組みが適切かどうかという視点が重要な意味をもつ。逆に言えば，国内状況はもちろんそれぞれ違うが，国際基準に則したものであるかが問われてくるのである。

2. 障害者の「働きたい」を支える
ソーシャルワークの必要性

(1) 「働かせる」のではなく「働きたい」を支えるソーシャルワーク

　障害者に対しては，その時々の社会状況に応じて，社会の側から「働くこと」が要求されてきた。今日の福祉の潮流は，福祉サービスの利用者から，可能な限り雇用労働者へと転換させる方向性である。前述の通り，障害者の働く権利を実現していくためには重要な要素ではあるが，サービスの提供者側の論理で福祉サービス利用者の就労を促すのではなく，支援の対象者にとっての働く意味と権利を回復する視点が不可欠となる。その際には，障害者の自立支援における就労支援の位置づけと，その意義を確認しておくことが出発点となる。

　すなわち，障害者の就労支援においては，就労を目的化するのではなく，生活を再構築する上での手段としてとらえていく必要がある。障害者の就労支援は，障害を理由に生活上の困難を有する対象者に，その就労を支援することによって問題や課題の解決，改善を図ることである。すなわち，失われた，あるいは侵害されている諸権利を回復することである。

　具体的には，就労支援における基本的視点は，さまざまな職業的な困難を有する人々（現時点では就労の意思をもたない人々も含む）に向きあう際に，就労支援をたんに「求職者」と「求人者」のマッチング作業としてとらえないことである。同時に，「就労」は障害者にとって生活全体の一部であり，その支援も就労時間以外の生活場面への支援と不可分である。そのため就労支援は生活支援と切り離せない場合が多い。すなわち「生活の全体像」へのかかわりが求められるが，この視点もまた「働かせる」論理ではなく「働くこと」

176　　Ⅱ　課題編

を支える原動力となろう。

(2)　キャリア支援の側面と社会参加支援の側面

　ところで，就労支援にはキャリア支援の側面がある。キャリアという概念を狭義にとらえれば，職務内容，経歴，職業上の地位・役割など長期にわたる仕事生活における歩みを含むワークキャリアが中心になるが，広義には，職業生活を包括した個人の生き方としての**ライフキャリア**としてとらえることができる。障害者の就労支援は，仕事を基本の軸として人生を設計すること，すなわちキャリアデザインともいえる。障害の有無にかかわらず，人は誰でも職業的な発達をしていくのである。

　もっとも，障害があると，キャリアを形成していく上で多くの制約がある。たとえば，仕事にかかわる以前に，意思決定に参加する機会の不足，働く人としての自己を理解する機会の不足，自分の能力を検証する機会の不足といった，初期経験の制約が生じやすい。また意思決定の過程においても，成功体験の不足，親の過剰防衛，本人の依存的な態度，情報収集の不十分さや不適切さなど，制約要件には事欠かない。

　障害とめざすべき職業との関係について，自身や周囲が固定的な見方をすることもまた，キャリア形成に影響を及ぼす。この点から，近年，特別支援学校でも取り組まれている「キャリア教育」は，決して早期の職業訓練であってはならないことがわかる。人生のさまざまなステージにおいて，自分の役割，とくに社会的な役割を担うことを基軸に，時に就労することも包含しながら発達していくことがキャリア形成といえ，「特別支援学校卒業時に，確実に就職できていること」とは次元を異にする。もちろん，教育期間を終了する際には次のステップへの継続が重要ではあるが，キャリア教育の名のもとに「働かせる」ための訓練をすることは本筋とはいえない。

第7章　障害者の就労支援と社会参加　　177

(3) 職場のインクルージョンの実現に向けた課題

　障害者を，障害があるという理由だけで特別な場において就労させることは，今日の就労支援の趣旨には反するものである。障害の有無にかかわらずひとりの労働者として開かれた職場で働くこと，すなわち**インクルーシブな働き方の保障**が求められる。

　インクルーシブな環境を提供する上で重要な役割を果たすのが，共に働く同僚である。教育の場面でも同様のことがいえるが，実際にインクルーシブな状況をもたらすのは，雇用主ではなく職場を共にする同僚であり，障害に対する正しい理解や見守り，必要な支援といった，いわばナチュラルサポートの提供の担い手である。

　その際に，障害者と共に働く同僚もまた支援の対象になりうる。職場において，障害ゆえに本人が困難をもつとしたら，障害者のみならず同僚もまたその困難の当事者である。一方的に理解やナチュラルサポートを強いるのであれば，障害者である同僚に対してインクルーシブな感情をもちえなくなる。そこで，同僚支援も重要な意味をもつことになる。

　障害者就労支援は，とかく障害者本人に対する働きかけが強調され，それはもちろん重要な意味をもつが，同時に同僚支援への広がりもまた，職場定着や職業生活の質を高めることにつながるのである。

(4) ソーシャルワークとしての就労支援の意義

　次に，就労支援の担い手としてのソーシャルワーカーの役割と機能を見ていきたい。ソーシャルワーカーが障害者の就労支援において果たすべき役割と機能は，障害者と仕事をたんに結びつけるマッチングにとどまらず，究極的には，就労支援におけるマネジメントといえる。それは，生活設計，生活の再設計に向けた相談援助における就労支援の位置づけと多様な就労の形態

に向けて，必要な支援をアセスメントするとともに，関連する適切な社会資源に結びつけ，時に就労の場の開発など，社会環境への働きかけを含む一連の活動である。

　その際に，生活支援の一環としての就労支援の観点から，つねに支援対象者の立場を理解し，関係機関や他の専門職者との連携を図る役割が期待される。

　またコーディネーションの視点も見逃せない。就労支援は，支援対象者と同時に，実際に雇用したり仕事を提供したりする，いわばもうひとつの「顧客」となる事業主に対しても向きあっていかなければならない。支援対象者と雇用主を同時に満足させることも求められ，時には相反する両者のニーズのあいだに立っての調整も不可欠になる。

　支援対象者の特性を理解した上での雇用機会の開発も重要な支援である。とくに，現状のしくみでは就労が困難な支援対象者に対しては，新たな雇用機会（求人開拓，求人開発を含む）の創出をしたり，具体的な提案をしたりすることも期待される。通常の労働市場では職場開拓が困難な場合，多様な就労機会を開発する視点も求められる。

　また，支援対象者の権利擁護の視点から就労支援に臨むことも，ソーシャルワーカーによる就労支援において重要である。従来の就労支援においては，他の福祉サービス等に比べ，権利擁護の側面は，ともすれば後回しにされやすかった。仮に就職ができても，職場でいじめや虐待を受け，家族や援助者に相談しても，解雇を恐れて逆に我慢を強いられる例もある。ソーシャルワークとしての就労支援には，支援対象者と雇用者との良好な関係の構築をめざしつつ，支援対象者の権利を侵害する行為については，毅然として立ち向かっていく力が求められる。権利侵害が発生しないように，就労支援の初期の段階から働きかけることはもちろん，つねに点検をおこない，権利擁護の活動を展開する必要がある。

第7章　障害者の就労支援と社会参加　　　179

3．障害者雇用促進法の意義と課題

(1)　割当て雇用アプローチと差別禁止アプローチ

　障害者雇用を促進するために，法律によって一定の雇用を義務づける方法が**割当て雇用制度**（クオータ・システム）である。ドイツ，フランス等と並んで，わが国はその制度を採用している代表的な国のひとつである。

　根拠法は「障害者の雇用の促進等に関する法律」（障害者雇用促進法）であるが，前述の通り前身は1960年に制定された身体障害者雇用促進法であり，すでに半世紀以上の歴史を有していることになる。

　障害者雇用への取り組みは同法の制定以前からもおこなわれていた。たとえば，1948年にヘレン・ケラーが来日したのを機会に「身体障害者雇用促進運動強調週間」が実施されたり，1952年には，この分野における基本的な対策の根拠となる「身体障害者職業更生援護対策要綱」が策定されたりと，割当て雇用制度の前提となる取り組みがおこなわれていた。

　こうした取り組みにもかかわらず，身体障害者の雇用は困難であったが，諸外国でも身体障害者の雇用に関する立法措置がおこなわれていた国際的状況に加え，1955年には前述の通りILOが「障害者の職業リハビリテーションに関する勧告」（第99号勧告）を発出した。

　制定時の民間事業所の法定雇用率は，生産現場等の現業的事業所で1.1％，非現業的事業所で1.3％であり，官公庁については前者が1.4％，後者が1.5％であった。その後，民間事業所では平均で法定雇用率を超えることもあったが，雇用率は達成できず，その大きな背景には「努力義務」であったため，とくに大企業での雇用が進まないことが指摘されていた。

　その後1976（昭和51）年の法改正で，現在の障害者雇用促進法の「義務雇用制度」「身体障害者雇用納付金制度」が導入され，その後も改正がおこなわ

180　Ⅱ　課題編

表7-2　障害者雇用率制度における法定雇用率（2021年3月1日以降）

> 一般の民間企業 …………… 2.3%
> 特殊法人 ………………… 2.6%
> 国，地方公共団体 ………… 2.6%
> （ただし，都道府県等の教育委員会2.5%）
> ＊重度障害者（身体障害・知的障害のみ）は2人分，短時間労働者は0.5人分，重度
> 　障害者の短時間労働者は1人分としてカウント。精神障害者の短時間労働者も一
> 　定の条件のもとで1人分。

れてきたが，基本的な枠組みは変わらず現在に至っている。

　同法の柱のひとつが**障害者雇用率制度**である。同法第43条に基づき，一般の事業主は「雇用する労働者の数に障害者雇用率を乗じた数以上の障害者を雇用しなければならない」とされている。この法定雇用率は，**表7-2**に示すように，2021（令和3）年3月1日から一般の民間企業が2.3%，特殊法人等が2.6%となっている。

　また，国および地方公共団体も同法の第38条に基づき，雇用する職員の数に障害者雇用率を乗じた数以上の障害者を雇用することが義務づけられている。こちらは国，地方公共団体等が2.6%，都道府県等の教育委員会が2.5%と規定されている。

　さらに，雇用率の算定にあたっては，重度障害者1人を2人分（短時間労働者である重度身体障害者・知的障害者の場合には1人分）とダブルカウントしたり，短時間労働者である障害者は0.5人分（精神障害者は2018〔平成30〕年度から一定の条件で1人分）とカウントするしくみや，一定の条件のもとで障害者雇用のための子会社として認証された場合には，その雇用障害者数を親会社や同じグループ会社の雇用率に算入できる特例子会社制度，グループ適用などが設けられている。毎年公表される障害者雇用率は，これらの計算処理をした結果であるため，実際に就労している障害者の実人数とは異なる点に留意しなければならない。さらに，重度障害者のダブルカウントは，仕事をおこ

第7章　障害者の就労支援と社会参加　　181

なう上での困難さに基づいたものではなく，たとえば身体障害者であれば，身体障害者手帳の1級・2級を重度とみなす方法で計算している点にも留意する必要がある。

ところで，障害者雇用の促進には，すべての事業主が連帯して取り組むという考え方から，障害者の雇用にともなう事業主の経済的負担の調整を図るとともに，全体としての障害者の雇用水準を引き上げることを目的として導入されているのが，**障害者雇用納付金制度**である。障害者雇用率を達成していない企業（従業員101人超）から障害者雇用納付金を徴収し，それらを原資として，雇用率を達成している企業の経済的負担を調整・軽減するための調整金・報奨金や各種助成金等が支給されている。対象となる企業規模は順次引き下げられてきて，中小規模の企業に対して障害者法定雇用率の達成が強く求められることになっている。

また，同法は2013（平成25）年6月に改正され，①雇用の分野における障害者に対する差別の禁止及び障害者が職場で働くに当たっての支障を改善するための措置（合理的配慮の提供義務）を定めること，②障害者の雇用に関する状況に鑑み，精神障害者を法定雇用率の算定基礎に加えること，などが定められた。法定雇用率については前述の通り，2021年3月1日から新たな法定雇用率が設定されている。

ところで，こうした雇用率制度による「量」の確保のみならず，さらに重要となるのがその「質」の確保である。質の確保は労働条件にもかかわるが，同時に密接な関係をもつのが職場定着である。もちろん，就職後どの程度の時間が経過すれば「定着」なのかはさまざまな考え方があり，一様ではない。しかしながら，物理的な時間の問題ではなく，障害者と職務や職場との適切なマッチング，障害者を支える職場の人間関係や作業環境，そして障害者自身の自己効用感や役割意識，あるいは他者とのつながりや社会との連帯感，自己実現の実感等の質的側面の確保・充実がきわめて重要といえる。

具体的な職場定着のための支援としては，職場適応援助者（ジョブコーチ）

を活用した支援，就労移行支援事業所や，障害者就業・生活支援センター，あるいは市町村レベルの就労支援機関等による多様な取り組みがある。さらには，こうした支援機関のみならず，職場内外の障害者とのピア（同士）サポートやセルフヘルプ（自助）等の活動を通じて職業生活における諸課題の解決を図ることもあり，重層的なチャンネルやネットワークによって職場定着を進めていくことが職場定着のカギでもある。

(2)　法定雇用率は何をもたらしてきたのか――その意義と課題

　法定雇用率は目的であってはならず，その枠組みなしには障害者が働く機会を得られないことを前提にした，障害者雇用促進のための手段である。

　割当て雇用制度を採用しているわが国においては，障害者雇用率制度がなければ，少なくとも現在の雇用障害者数は達成できなかったことは確かであろう。障害者雇用制度は，一定の障害者の雇用の場を確保する上では効果があるが，反面，法定雇用率を達成すると，その後の雇用拡大には自ずとブレーキがかかりやすい。

　差別禁止を基調とするアメリカや英国等では，資格のある障害者（Qualified Persons with Disabilities）にとっては雇用される機会が増すのに対し，割当て雇用制度では，障害の程度の軽い障害者が優先されがちなものの，そのときの状況いかんでは重度の障害者が雇用される例も少なくない。

　また，障害者雇用の契機は法定雇用率の達成であったが，実際の雇用を通じて事業所が障害者の能力を見いだし，その後の雇用拡大につながるケースも少なくない。

　そうなると，重要であるのは，障害者法定雇用率の達成を目的化するのではなく，本来あるべき障害者を排除しないインクルーシブな職場，ダイバーシティに基づく雇用の実現に向けた手段であるとの認識である。

　そもそも障害者雇用率制度は，障害者について，一般労働者と同じ水準に

第7章　障害者の就労支援と社会参加　　183

おいて常用労働者となりうる機会を提供するために，常用労働者の数に対する割合（障害者雇用率）を設定し，事業主等に障害者雇用率達成義務を課すことによりそれを保障するものである。その際，法定雇用率は，労働者全体の失業率を踏まえながら，求職する障害者全員が就職するという割合を示しているため，より多くの障害者が求職者になれば当然，法定雇用率は上昇することになる。

　同時に，後述のいわゆる福祉的就労に従事する障害者のうち，ハローワークで求職登録をおこなっている者は限定的であると推測される。本来，環境条件が整えば一般企業等で就労できる障害者は少なくないはずである。こうした障害者が求職登録をおこなうようになれば，それらの求職者が法定雇用率を設定する際の基礎となるため，法定雇用率は当然のことながら上昇することになる。

　障害者納付金制度を介した事業主の連帯による障害者雇用も，ある意味，法定雇用率未達成の事業所が存在することが前提である。とくに，事業主が法定雇用率を超過することによって調整金を得る「メリット」は，雇用率未達成企業が皆無になれば，なくなってしまう宿命を帯びている。

(3)　特例子会社制度の意義と課題

　特例子会社は，障害者雇用促進法に基づき，**表7-3**に示す一定の要件を満たすと認可されると，特例としてその子会社に雇用されている労働者を，親会社に雇用されているものとみなして実雇用率を算定できるしくみである。特例子会社を持つ親会社については，関係する子会社も含め企業グループによる実雇用率算定を可能としている。2022年6月現在で特例子会社は579社に上る。

　特例子会社の主たる使命は，親会社（およびグループ会社）の障害者法定雇用率を達成することにあるが，実際の取り組みに基づき，その意義について

表7-3　特例子会社認定の要件

◆親会社の要件
○ 親会社が，当該子会社の意思決定機関（株主総会等）を支配していること。

◆子会社の要件
① 親会社との人的関係が緊密であること。
② 雇用される障害者が5人以上で，全従業員に占める割合が20％以上であること。また，雇用される障害者に占める重度身体障害者，知的障害者及び精神障害者の割合が30％以上であること。
③ 障害者の雇用管理を適正に行うに足りる能力を有していること。
④ その他，障害者の雇用の促進及び安定が確実に達成されると認められること。

国の審議会等において紹介されている。

　たとえば労働政策審議会障害者雇用分科会では，特例子会社制度のメリットとして，企業の社会的責任の履行，社内の業務体制の見直し・合理化の契機，条件整備による定着率アップが例示されている。一方，経済団体の立場からは，障害者雇用の枠組みにおいてこうしたメリットを確認しながらも，親会社に営業上の依存が高いため，親会社の経営状況の悪化が子会社の主幹業務に直接影響する，親会社の障害者雇用に対する当事者意識が低下する傾向がある，といった課題が指摘されてきた。

　現実的には，従業員規模の大きい企業が特例子会社を設置することが多いことから，とくに1000人超の規模の企業における雇用率については特例子会社の貢献によるものが大きい。

　一方，障害者を中心とした特別な職場の創出については異論も寄せられ，とくにインクルーシブな雇用実現の側面からの問題提起もなされてきたところである。特例子会社も，実際の運営方法を見ると，障害者の雇用管理は一元化しながらも，実際に働く場としては親会社やグループ会社内に確保されたりと，実質的にインクルーシブな職場環境が設定されている例も少なくない。

第7章　障害者の就労支援と社会参加　　185

特例子会社の究極の役割は，前述の通り親会社，グループ会社の障害者雇用の促進であるが，それにとどまらない機能，たとえば特例子会社での勤務経験を基盤に親会社への移籍をめざす障害者を支援すること，あるいは親会社やグループ会社への障害者雇用ノウハウの伝播なども，固定的な役割観からの脱皮を考える上で重要といえよう。

(4)　差別禁止と合理的配慮提供義務のもとで求められること

　障害者を対象にした内閣府の「障害者施策総合調査」（平成19年度）によると，働くことに関して「障害を理由に差別を受けたと感じた」と回答した者は52.1％で半数以上を占めた。さらに「どんな時に差別を感じたか」については，「仕事を探している時」が47.0％ともっとも多く，「給与などの労働条件」（38.1％），「採用の時」（28.9％），「職場への配置・配置転換の時」（25.9％）と続く。それぞれの差別の構造についてはこの調査結果から読み取ることは難しいが，就労機会から遠ざけられ，採用されたとしても，さらに差別を感じざるをえない状況が続くことが推察される。

　わが国が2014年に批准した「障害者の権利条約」では，雇用・労働について第27条に「あらゆる形態の雇用に係るすべての事項（募集，採用及び雇用の条件，雇用の継続，昇進並びに安全かつ健康的な作業条件を含む。）に関し，障害を理由とする差別を禁止すること」が規定されている。同条約では，障害を理由とする差別には，あらゆる形態の差別（合理的配慮の否定を含む）を含むとされている。同条約の批准に向けた，雇用・労働分野における差別解消，合理的配慮の提供については障害者雇用促進法の改正がおこなわれ，2016（平成28）年4月からの施行で，ア．雇用の分野における障害を理由とする差別的取扱いの禁止，イ．障害者が職場で働くに当たっての支障を改善するための措置を講ずることを事業主に義務付けること，となっている。後者については，それが事業主に対して過重な負担を及ぼすこととなる場合は除外され

186　Ⅱ　課題編

るとされている。

　こうした，差別禁止や合理的配慮の提供義務によって，法定雇用率制度で牽引してきた障害者雇用の「量的確保」が，その「質の向上」も含めて求められるようになったと見ることができる。

　同法の施行に向けて，差別禁止指針と合理的配慮指針が厚労省により策定された。合理的配慮指針は，対象となる事業主の範囲はすべての事業主であること，合理的配慮は，個々の事情を有する障害者と事業主との相互理解の中で提供されるべき性質のものであることを基本的な考え方に据えている。合理的配慮の提供についての検討は個別性が高いため，指針では合理的配慮の事例として，多くの事業主が対応できると考えられる措置の例が「別表」として記載されている。

　同指針では，合理的配慮の提供にあたっては「募集及び採用時」と「採用後」の二つの主要な局面が示されている。募集・採用時に，応募者になんらかの障害があるかどうかは，本人（支援者も含む）から合理的配慮の申し出がないと，事業主はその検討が必要かどうかもわからない。障害をオープンにして必要な支援を受けながら就労するのか，障害があることをとくに周囲には明らかにしないのかは，第一義的には当事者の判断になるが，募集および採用時に合理的配慮の提供を求める際には，オープンにすることが前提となる。

　同時に，採用後も含めて合理的配慮を申し出しやすい雰囲気の醸成や，申し出方法の工夫が求められ，その前提には職場全体での障害に対する正しい理解が不可欠となる。

　こうした前提を踏まえ，たとえば「募集及び採用時」における合理的配慮として，視覚障害の場合には「募集内容について，音声等で提供すること」，聴覚・言語障害の場合には「面接を筆談等により行うこと」等が示されている。「採用後」についても，たとえば精神障害については「出退勤時刻・休暇・休憩に関し，通院・体調に配慮すること」などが示されている。

　これは，合理的配慮の内容に関する理解を促進する観点から，多くの事業

第7章　障害者の就労支援と社会参加　　187

主が対応できると考えられる措置を事例として「別表」に記載するという考え方に基づいている。ただし「別表」はあくまでも例示であり，あらゆる事業主がかならずしも実施するべきものではないこと，記載されている事例以外であっても，合理的配慮に該当するものがあることに留意することが強調されている。

一方，合理的配慮の提供の義務は，事業主に対して「過重な負担」を及ぼすこととなる場合は除かれる。その際，事業主は，過重な負担に当たるか否かについて，①事業活動への影響の程度，②実現困難度，③費用・負担の程度，④企業の規模，⑤企業の財務状況，⑥公的支援の有無などの要素を総合的に勘案しながら，個別に判断することになる。指針には，それぞれの「程度」のボリュームまでは記されていない。合理的配慮の提供の個別性から，事業所の環境的条件もまた，多様な観点から斟酌されるべきという考え方である。

そして事業主は，過重な負担に当たると判断した場合は，その旨およびその理由を障害者に説明するとともに，その場合でも事業主は，障害者の意向を十分に尊重した上で，過重な負担にならない範囲で合理的配慮の措置を講ずることが求められる。

その際には，これらの要素に関する情報については，合理的配慮を申し出た障害者と，提供を検討する事業主の非対称性に留意する必要がある。説明責任が事業主側にあるだけに当然のことではあるが，合理的配慮の提供を申し出る障害者には収集しにくい情報も少なくない。指針に示されているのは，過重な負担を検討する際の要素であって，それらの項目の十分な検討をしないまま不提供の事由に用いることは，合理的配慮提供の趣旨には合致しない。

この手順を踏まえると，合理的配慮の提供を検討する前提として，障害者からのさまざまな相談に応じ，適切に対応するために必要な体制を普段から整備しておくことや，障害者のプライバシーを保護するために必要な対応など，職場の基盤形成が重要なカギを握ることがわかる。

188　Ⅱ　課題編

(5) 合理的配慮の提供がもたらすもの

　差別禁止の新たな枠組みの構成とともに，合理的配慮の提供については，比較的新しい概念であるため，事業主にとってはハードルの高い取り組みとして認識される部分も否めない。しかしながら，そもそも従前から，障害者雇用促進法に基づき「すべての事業主は障害者の雇用に関し（略）適正な雇用管理を行うことにより，その雇用の安定を図るように努めなければならない」と求められてきた。また，障害者の権利条約が採択される前の2003（平成15）年の「障害者雇用対策基本方針」（厚生労働省）でも，適正な雇用管理を事業主に具体的に求めている。

　こうした努力義務としての位置づけや，適正な雇用管理をいわばモデルとして，好事例集への掲載・周知や障害者雇用に関する各種表彰制度を通じて事業主を動機づけてきたものが，今後は「合理的配慮を提供しないことは差別とみなされる」という枠組みの中で，さらに推進する方向性が示されたと言っても過言ではない。障害者の権利行使を保障する観点から，障害者雇用の質を高める新たな枠組みではあるが，労働者としてその力を発揮してもらうために，従来から求められてきた適正な雇用管理の延長線上の取り組みと見るか，新たに立ちはだかったハードルとみるか，障害者雇用の質の向上に向けた事業主の姿勢が問われる試金石でもある。

4. 福祉的就労と労働者性

(1) 工賃問題の構造的理解

　障害者が働く場は大きく分けて，企業等の一般労働市場における就労と，

障害者総合支援法に基づく就労継続支援事業所を中心とした就労，いわゆる**福祉的就労**がある。働くことについて，福祉的か否かという性格づけをすること自体に異論を唱える向きもあろう。しかしながら，障害者の「働くこと」を考える上で，福祉的就労の実態を踏まえることは欠かせない。

　厚生労働省の資料（2020年）に基づいて，就労支援施策の対象となる障害者の全体像を概観する。わが国の障害者総数は約964万人であるが，そのうち就労支援施策の主たる対象と考えられる18歳〜64歳の障害者（在宅者）は約377万人（身体障害者101.3万人，知的障害者58.0万人，精神障害者217.2万人）と推計されている。この中には就業を希望しない人もいるが，広い意味で「働くこと」の対象となる人々ととらえることができる。

　2020（令和2）年における障害福祉サービスの利用から企業等の一般就労への移行は全体で約2.2万人，特別支援学校から一般企業への就職は卒業者の約32.0%（2020年3月卒）となっている。就労支援施策の対象となる障害者のうち，就労系の福祉サービスの利用者は，2020年の厚生労働省によるデータで就労移行支援が約3.4万人，就労継続支援A型が約7.2万人，就労継続支援B型が約26.9万人となっている。このほか，障害者総合支援法に基づく生活介護事業や地域活動支援センターでの生産的な活動や，法律には基づかない小規模の作業所における活動もまた「働く」機会の提供につながるものであり，全数の実態は把握できないものの，重要な役割を果たしているといえる。

　一方，生産活動の成果としての工賃（就労継続支援B型）は，2020年度の全国の平均工賃で月額1万5776円である。工賃については，国が都道府県に策定を求めた工賃向上計画（当初は工賃倍増計画）や，官公需への対応をめざす障害者優先調達推進法等により施策が進められている。その結果，倍増には至らぬものの平均の工賃額は上昇しているが，それだけでは「就労して生活を送る」ことは困難である。そこには，福祉的就労における生産的活動と，その成果としての工賃に関する構造的な課題があることを認識しなければならない。すなわち，一般企業等における労働と，福祉的就労における生産的

活動との決定的な違いである。

　前者は経済的活動のために労働者を雇い入れるが，後者は福祉サービスの利用者に生産的な仕事の機会を提供し，結果として得られた利益から工賃を配分するものである。企業は万が一，利益を上げることができなくても，雇用する労働者には賃金を支払わなければならない。それに対して福祉的就労では，利益が上がらなければ基本的には工賃としての配分はなくなるしくみである。その際，就労する上で障害者が労働者として位置づけられるか否かが大きな分節点になっている。

(2)　労働者性をめぐる論点と課題

　「労働者」とは，「職業の種類を問わず，事業又は事務所（以下「事業」という。）に使用される者で，賃金を支払われる者をいう。」（労働基準法第9条）と規定されている。しかしながら，いわゆる福祉的就労に従事する障害者は，就労継続支援事業A型などの利用者を除くと，「労働者」ではない位置づけとなっている。その根拠は，少々歴史をさかのぼるが，1951（昭和26）年に発出された「授産事業に対する労働基準法適用除外通知」であった。ここでは，授産施設においては，その作業員の出欠，作業時間等が作業員の自由であり，施設において指揮監督することがないものであること，同一品目の工賃は作業員の技能により差別を設けず同額であること，作業収入はその全額を作業員に支払うものであること，のすべてを満たす授産施設に限り，「労働基準法及び労働者災害補償保険法を適用しない」，すなわち労働者としての位置づけをしないこととされた。換言すると「使用従属性」の有無が労働者性の判断基準となったのであるが，福祉的就労の現場では，この通知にある条件を満たしているとは言えない，使用従属性があると考えられる実態も見受けられていた。そこで，2007（平成19）年に授産施設等を利用する障害者の労働者性判断に関する新基準の通達が厚生労働省労働基準局長から出された。概要

第7章　障害者の就労支援と社会参加　　191

表7-4　授産施設等を利用する障害者の労働者性判断の新基準

１．訓練等の計画が策定されている場合

(1) 訓練等を目的とする旨が，定款等で明らかであること

(2) 訓練計画が策定され，障害者本人や保護者との間に，契約書等により合意がなされていること等

２．訓練等の計画が策定されていない場合

　次の (1) から (4) のいずれかに該当するか否かを，個別の事案ごとに作業実態を総合的に判断し，使用従属関係下にあると認められる場合

(1) 所定の作業時間内であっても受注量の増加等に応じて，能率を上げるため作業が強制されていること

(2) 作業時間の延長や，作業日以外の日における作業指示があること

(3) 欠勤，遅刻・早退に対する工賃の減額制裁があること

(4) 作業量の割当，作業時間の指定，作業の遂行に関する指導命令違反に対する工賃の減額や作業品割当の停止等の制裁があること

(出所)「授産施設，小規模作業所等において作業に従事する障害者に対する労働基準法第 9 条の適用について」(H19. 5. 17基発第0517002号) から作成。

は**表7-4**に示す通りである。

　こうした新基準の結果，福祉的就労に従事する障害者は「労働者ではない」ことがさらに明確化されたことになったが，こうした障害者の働く権利に関して，関係者から問題提起がなされた。

　日本の障害者雇用政策は，批准するILO第159号条約に違反しているとして，全国福祉保育労働組合が2007年にILOに提訴したものである。雇用率未達成の常態化，雇用率制度における重度障害者ダブルカウントの不当性，非雇用就労として労働者性が問われる福祉的就労政策の問題性など，8点の改善勧告を日本政府にするよう求めた。

　ILOは検討のための委員会を設置し，2009年に報告書を発表した。そこでは端的に「条約違反」という指摘にはならなかったが，雇用契約のない福祉的就労の場で働く障害者が「労働者」として認められず，最低賃金や社会保

険等が適用されていない点について「妥当な範囲で労働法の範囲内に収めることは極めて重要」と，労働法規適用の必要性を示唆している。

　前述の通り，一般就労と福祉的就労には，労働者か福祉サービス利用者かという点で大きな乖離があり，働くことによって生計を成り立たせていく上での構造的な課題となっている。現実的には，福祉的就労に従事する障害者に直ちに労働法を適用することもたやすくはない。しかしながら，障害者雇用の積極的な推進と，福祉から雇用へ，逆に雇用から福祉への移行を障害者が選択できる多様な働き方を保障しながら柔軟に対応できるしくみが求められる。一般就労か福祉的就労かという二分法的な対応から解放され，長期にわたって働くことを支えていく視点が，本来的な就労支援を実現する手立てといえよう。

5．重度障害者の働く権利を保障する

　前述の通り，「働くこと」の意義には，収入を得ることのみならず，役割の創出や社会参加の重要な手立てという側面がある。その際，直ちには就労の機会を得にくい，きわめて重度の障害者についても，その権利を保障していく必要があることは言うまでもない。

　極端な例かもしれないが，障害者の生活介護の一環としておこなわれる「散歩」を考えてみる。活動の意図は，支援対象者である障害者の健康増進や体力の維持かもしれない。しかしながら，集団でおこなう散歩という行為が，その地域においては交通安全や防犯の機能を果たしている側面があるかもしれない。それを意図的に，かつ系統的に実施すれば，散歩という活動の域を脱し，地域の安全，見守り活動と位置づけられる可能性がある。直ちに収入を得ることには結びつかないかもしれないが，「散歩」にとどまること

第7章　障害者の就労支援と社会参加　　193

なく，地域社会での役割の創出につなぐことができれば，そこでもまた「働く」ことの意義が深まっていくことになる。

　人間の営みにおいて「働く」ことの重要性は，あらためて強調するまでもなく普遍的である。今日の社会において，働くことは人間の基本的な活動のひとつと認識されている。労働に関する統計にも用いられる「生産年齢」である15歳〜64歳についてみると，国民全体でその就業率は7割程度であり，多くの国民が働いてなんらかの収入を得ていることになる。今日では，労働者の多くが雇用されて賃金を得ている形態をとるが，農林水産業や自営業等，労働の種類は多岐にわたり，また賃金を得ない形態としての家事労働の意義等も，「働くこと」の視点から議論の対象になる。直ちには就労することが難しい重度障害者の就労を考えることは，社会全体の労働観，勤労観を転換する可能性を秘めている。

6. 障害のある人の就労支援から導かれるもの

(1)　就労支援で導かれる労働世界の現実と課題

　就労支援の結果，雇用が実現したとしても，それによって障害者が参入する労働世界について，つねに検証していく必要がある。換言すれば，支援者は「その向こうにある世界」を吟味しなければならない。

　障害があるゆえに，一般的な労働市場状況とは異なった取り扱いを受けるべきという趣旨ではない。たとえば雇用労働者の非正規率は，そのまま障害者の就労支援においても同様の数値であることは仕方のない面がある。それを前提としながらも，障害を理由とした就労支援上の差別を許してはならない。

その上で，労働世界全体としては，特別な問題としてとらえられがちな障害者の就労に焦点を当てることで，労働世界そのものを変革していく可能性に注目していく必要がある。働く上での困難，働きにくさが焦点化した障害の分野から課題に切り込んでいくことは，労働世界が抱える多様な課題解決の突破口になりうるのである。

(2) ディーセントワークの探究

最後に，就労支援がめざす「仕事」はどうあるべきだろうか。制度の枠組みは異なっても，そこには普遍的な概念が求められる。

めざすべき普遍性を帯びた概念のひとつに，**ディーセントワーク**（Decent Work）がある。ILOの第9代事務局長ファン・ソマビア（Juan Somavia）は，21世紀のILOの仕事は「世界中の人々にディーセントワークを提供すること」であると宣言した。「Decent」の辞書的な意味は「ちゃんとした」。「働きがいのある人間的な仕事」と訳出されている。さらに，その意味は「権利が保護され，十分な収入が得られ，適切な社会的保護が与えられた生産的な仕事」とされる。子どもに教育を受けさせ，家族を扶養することができ，30年〜35年ほど働いたら，老後の生活を営めるだけの年金などがもらえるような労働のこととも説明される。

2007年国連の国際障害者デー（International Day of Disabled Persons）のテーマはディーセントワークであった。ファン・ソマビアILO事務局長は，「世界人口の15％に相当する約10億人と推計される障害者人口を，労働市場から排斥することによる損失は全世界のGDPの最大7％」に達するとし，「包摂的な開発に向けたもっとも効果的な経路のひとつとして，障害者の生産的なディーセントワーク（働きがいのある人間らしい仕事）機会の拡大に向けた協調努力を」と述べた。障害の有無にかかわらず，ディーセントワークを探求していく上で，障害のある人たちの働くことに焦点をあてることは，結果的

にすべての人々の労働環境の改善にもつながる道といえる。 （朝日雅也）

WORK

　障害者の就労支援をひとつの切り口として，現代における「働くこと」の意味を問い直してほしい。具体的には，以下の学習課題を提起したい。

❶ 障害のある人の就労を通じた社会参加を進めていくために，障害のある人，企業等の事業所とそこで共に働く人々，そして就労支援の担い手は，それぞれどのような役割を果たしていくべきであろうか。

❷ 障害のある人たちが働くことによって生みだした商品やサービスに対して，その消費者である人々はどう向きあうべきか。

〈参考文献〉
朝日雅也（2016）「障害者の福祉的就労の課題と展望」『社会福祉研究』第126号
朝日雅也・笹川俊雄・高橋賢司編著（2017）『障害者雇用における合理的配慮』中央経済社
朝日雅也・布川日佐史編著（2016）『就労支援』ミネルヴァ書房
一般社団法人障害者雇用企業支援協会（2014）『初めての障害者雇用の実務』中央経済社
奥西利江（2016）「障害者総合支援法施行後3年見直しにおける就労支援」『発達障害白書　2017年版』明石書店
栗原久（2008）「就労支援現場から見た職場での合理的配慮，差別禁止とは」『福祉労働』第121号
厚生労働省（2009）「平成20年度　障害者雇用実態調査結果の概要について」
───（2020）「障害者の就労支援対策の状況」https://www.mhlw.go.jp/stf/seisakunitsuite/bunya/hukushi_kaigo/shougaishahukushi/service/shurou.html
全国社会福祉協議会・全国社会就労センター協議会（2013）「平成25年度全国社会就労センター総合研究大会資料」
独立行政法人高齢・障害・求職者雇用支援機構（2012）『障害者就業支援ハンドブック』独立行政法人高齢・障害・求職者雇用支援機構
内閣府（2008）「障害者施策総合調査（平成19年度）」
ニィリエ，ベンクト（2017）『ノーマライゼーションの原理──普遍化と社会変革を求めて（新版）』河東田博ほか訳，現代書館
日本職業リハビリテーション学会（2012）『職業リハビリテーションの理論と実践』中央法規出版
丸山一郎（1998）『障害者施策の発展』中央法規出版

COLUMN
学びの展開③

障害者のアート活動と社会参加

　「障害者の社会参加」といった場合，どのようなものを具体的にイメージするだろうか。たとえば福祉作業所でのお菓子やパンづくりとその販売，就労支援施設での箱折りや商品詰め，ダイレクトメールの封入作業。さらには，自治体から業務委託をうけた公園の清掃やチラシ配布等々，比較的単純で地味な作業を思い浮かべる人が多いかもしれない。これらは，いずれも「就労」をベースとした社会参加のあり方である。

　それらと比較するなら，障害者の芸術表現活動については，その存在自体があまり認知されておらず，それを社会的参加の方法ととらえる視点も広く共有されているとはいえない。さらに，それを福祉の支援実践との関係でどのように位置づけるかも，いまだ理論化されていない領域だ。

　障害者のアート（芸術）活動を理解する上で，歴史的古典として位置づけられているのが，1922年に刊行されたハンス・プリンツホルンの『精神病者はなにを創造したのか』である。

　ドイツの精神科医で美術史家でもあったプリンツホルンは，精神病患者たちの創作物に注目し，それを芸術作品として評価することをもっとも早く提唱した。彼が提起したのは，精神障害者に限らず，障害者のアート全般に関して，鑑賞者側の価値観や先入観を可能な限り排除（もしくは解除）して，目の前の作品をあるがままに受けとめることであった。

　つまり，その作品が芸術たりうるか否かの価値判断は，創作者の属性（たとえば障害の種別，年齢・性別・教育歴等々）にあるのではなく，作品それ自体を鑑賞・評価する側につねにあるということである。その意味では，障害者の作品が芸術に価するどうかの最初の判断は，制作の現場に立ち会う人間（多くの場合，それは福祉職の支援者であろう）の責任に帰するともいえる。

　プリンツホルンは精神障害者の表現を芸術の対象として研究を始めたのだが，その後，主に統合失調症者の精神病理を理解するための方法論として，精神障害者の表現作品（彫刻・絵画・小説・音楽等々）を診断や治療の手がかりとする視点が「病

跡学」（パトグラフィー）として提唱された。

　一方，芸術界においては，シュールレアリスム（超現実主義）を提起したアンドレ・ブルトンをはじめ，マックス・エルンスト，サルバドール・ダリ，ルネ・マグリット，そしてパブロ・ピカソにも，障害者アートは影響を与えていった。

　前衛芸術家であるジャン・デュビュッフェは，プリンツホルン同様に，精神障害者や幻覚妄想のある人の絵画や彫刻に芸術としての価値を発見し，1949年ごろからさまざまな障害者の作品をコレクションしてきた。彼はそれらの作品を「**アール・ブリュット**（Art Brut：生の芸術／加工されていない芸術）」，つまり芸術的な教養に毒されていない人々の作品と定義したのである。彼のコレクションは1951年から62年にかけてニューヨークに運ばれ，62年には多くの美術評論家からデュビュッフェの芸術批評の先進性が高く評価された。さらに，1964年から73年にかけて企画された世界各地での展覧会を経て，アール・ブリュットの魅力が世界に知られるようになる。その後，これらのコレクションはスイスのローザンヌ市に寄贈され，アール・ブリュット美術館が開設されるまでに至った。1972年ロンドンで開かれた展覧会以後，美術批評家のロジャー・カーディナルがフランス語の「アール・ブリュット」を英訳して「**アウトサイダー・アート**（Outsider Art）」という言葉を用いたことで，この言葉を中心として障害者のアートが世界的に知られることになった。

　その結果，アール・ブリュット（アウトサイダー・アート）は，従来の芸術の常識的概念を打ち破る斬新な作品群として肯定され，評価されるべきアートだという理解を得たのである。アール・ブリュットは，社会的に認知されている従来の体系的な芸術教育を受けた人による芸術作品（インサイダー・アートないしファイン・アーツ）とは異なり，既存の価値観や枠組みを破壊するパワーと自由奔放さを内包する，「芸術の原点」として理解されるべき芸術のジャンルとして位置づけられたのであった。それらの作品の多くは，精神科病院や障害者施設等，社会から隔離・疎外された閉鎖的な環境で制作され，従来はしばしば不用品（ガラクタやゴミ）として廃棄されてきたものの中から発掘されたものである。

　一方，障害者アートをめぐる芸術界の動向とは別なかたちで，日本の障害者福祉分野，それも障害者の社会参加・就労支援のあり方として生まれた「**エイブル・アート**（Able Art）」という概念がある。この言葉は，奈良県にある「たんぽぽの家」という障害者の活動拠点の中で生まれた造語である。播磨靖夫（たんぽぽの家理事長，

エイブル・アート・ジャパン常務理事）は，宮沢賢治（詩人・童話作家）の「農民芸術概論」から彼自身が受けた影響について次のように述べている。

　「特別の人間が芸術家になれるのではなく，人間として生まれもった可能性を十分に花開かせることによって，誰もが特別の芸術家になれるのである。宮澤賢治もそう考えた。その『農民芸術概論』のなかで，『誰人もみな芸術家たる感受をなせ／個性の優れる方面に於いて各々止むなき表現をなせ／然もめいめいそのときどきの芸術家である』と書いている。その芸術論によれば，芸術をつくる主体は，芸術家ではない一人ひとりの個人，芸術家らしくないなんらかの生産的活動にしたがう個人であった。そして，芸術とは，主体となる個人あるいは集団にとって，それをとりまく日常的状況をより深く美しい物にむかって変革する行為であった」（播磨靖夫 1996 pp.5-6）

　「たんぽぽの家」での実践では，障害当事者たちが，互いのズレや違いという多様性を認めあいつつ，エイブル・アート作品群を社会に発信し，企業とのコラボレーションや，独自の展示販売や商品化などの企画支援を展開している。

　このように，アート活動を障害者の社会参加の道として位置づけ，治療論としての芸術療法（アートセラピー）を超えて，障害者の生活の質（QOL）の向上に向けて表現活動を支援する視点がケアの担い手には求められる。同時に，障害者福祉を学ぶ者には，みずからの支援方法の視点を従来の福祉の制度施策の中に閉ざすのではなく，障害者の表現活動の中にそれらの壁を打ち破る創造性を発見し，高めていくような視点をも求められているといえよう。（結城俊哉）

〈学びをさらに深めるために〉

荒井裕樹（2013）『生きていく絵──アートが人を〈癒す〉とき』亜紀書房

ブルトン，アンドレ（2002）『魔術的幻術（普及版）』巖谷國士ほか訳，河出書房新社

藤澤三佳（2014）『生きづらさの自己表現──アートによってよみがえる「生」』晃洋書房

プリンツホルン，ハンス（2014）『精神病者はなにを創造したのか──アウトサイダー・アート／アール・ブリュットの原点』林晶，ティル・ファンコア訳，ミネルヴァ書房

服部正（2003）『アウトサイダー・アート──現代美術が忘れた「芸術」』光文社新書

川井田祥子（2013）『障害者の芸術表現──共生的なまちづくりにむけて』水曜社

椹木野衣（2015）『アウトサイダー・アート入門』幻冬舎新書

末永照和（2012）『評伝　ジャン・デュビュッフェ──アール・ブリュットの探求者』青土社

播磨靖夫（1996）「魂の芸術家たちのアートと生命をおりなす新しい芸術運動」（西垣籌一・西村陽平・谷村雅弘・清水啓一・岡崎清子編集委員『ABLE ART［魂の芸術家たちの現在］』財団法人たんぽぽの家

資料編

① 知的障害者の権利宣言
② 障害者の権利宣言
③ 障害者の権利に関する条約（抄）（前文〜第30条）
④ 障害者基本法（抄）（第1〜31条）

① 知的障害者の権利宣言

1971年12月20日　国連総会採択
（当時の日本政府訳では「精神薄弱者の権利宣言」）

総会は，

　国際連合憲章のもとにおいて，一層高い生活水準，完全雇用および経済的，社会的進歩および発展の条件を促進するためこの機構と協力して共同および個別の行動をとるとの加盟国の誓約に留意し，

　国際連合憲章で宣言された人種と基本的自由並びに平和，人間の尊厳と価値および社会的正義の諸原則に対する信念を再確認し，

　世界人権宣言，国際人権規約，児童の権利に関する宣言の諸原則並びに国際労働機関，国連教育科学文化機関，世界保健機関，国連児童基金およびその他の関係機関の規約，条約，勧告および決議においてすでに設定された社会の進歩のための基準を想起し，社会の進歩と発展に関する宣言が心身障害者の権利を保護し，かつそれらの福祉およびリハビリテーションを確保する必要性を宣言したことを強調し，

　知的障害者が多くの活動分野においてその能力を発揮し得るよう援助し，かつ可能な限り通常の生活にかれらを受け入れることを促進する必要性に留意し，

　若干の国は，その現在の発展段階においては，この目的のために限られた努力しか払い得ないことを認識し，

　この知的障害者の権利宣言を宣言し，かつこれ

らの権利の保護のための共通の基礎および指針として使用されることを確保するための国内び国際的行動を要請する。

1．知的障害者は，実際上可能な限りにおいて，他の人間と同等の権利を有する。

2．知的障害者は，適当な医学的管理及び物理療法並びにその能力と最大限の可能性を発揮せしめ得るような教育，訓練，リハビリテーション及び指導を受ける権利を有する。

3．知的障害者は経済的保障及び相当な生活水準を享有する権利を有する。また，生産的仕事を遂行し，又は自己の能力が許す最大限の範囲においてその他の有意義な職業に就く権利を有する。

4．可能な場合はいつでも，知的障害者はその家族又は里親と同居し，各種の社会生活に参加すべきである。知的障害者が同居する家族は扶助を受けるべきである。施設における処遇が必要とされる場合は，できるだけ通常の生活に近い環境においてこれを行なうべきである。

5．自己の個人的福祉及び利益を保護するために必要とされる場合は，知的障害者は資格を有する後見人を与えられる権利を有する。

6．知的障害者は，搾取，乱用及び虐待から保護される権利を有する。犯罪行為のため訴追される場合は，知的障害者は正当な司法手続に対する権利を有する。ただし，その心神上の責任能力は十分認識されなければならない。

7．重障害のため，知的障害者がそのすべての権利を有意義に行使し得ない場合，又はこれらの権利の若干又は全部を制限又は排除することが必要とされる場合は，その権利の制限又は排除のために援用された手続はあらゆる形態の乱用防止のための適当な法的保障措置を含まなければならない。この手続は資格を有する専門家による知的障害者の社会的能力についての評価に基づくものであり，かつ，定期的な再検討及び上級機関に対する不服申立の権利に従うべきものでなければならない。

（出典：『福祉小六法2017年版』みらい，2017年）

② 障害者の権利宣言

1975年12月9日　国連総会採択

総会は,

　国際連合憲章のもとにおいて, 国連と協力しつつ, 生活水準の向上, 完全雇用, 経済・社会の進歩・発展の条件を促進するため, この機構と協力して共同及び個別の行動をとるとの加盟諸国の誓約に留意し,

　国際連合憲章において宣言された人権及び基本的自由並びに平和, 人間の尊厳と価値及び社会正義に関する諸原則に対する信念を再確認し,

　世界人権宣言, 国際人権規約, 児童権利宣言及び精神薄弱者の権利宣言の諸原則並びに国際労働機関, 国連教育科学文化機関, 世界保健機関, 国連児童基金及び他の関係諸機関の規約, 条約, 勧告及び決議において社会発展を目的として既に定められた基準を想起し,

　障害防止及び障害者のリハビリテーションに関する1975年5月6日の経済社会理事会決議1921（第58回会期）をも, また想起し,

　社会の進歩及び発展に関する宣言が心身障害者の権利を保護し, またそれらの福祉及びリハビリテーションを確保する必要性を宣言したことを強調し,

　身体的・精神的障害を防止し, 障害者が最大限に多様な活動分野においてその能力を発揮し得るよう援助し, また可能な限り彼らの通常の生活への統合を促進する必要性に留意し,

　若干の国においては, その現在の発展段階においては, この目的のために限られた努力しか払い得ないことを認識し,

　この障害者の権利に関する宣言を宣言し, かつこれらの権利の保護のための共通の基礎及び指針として使用されることを確保するための国内的及び国際的行動を要請する。

1. 「障害者」という言葉は, 先天的か否かにかかわらず, 身体的又は精神的能力の不全のために, 通常の個人又は社会生活に必要なことを確保することが, 自分自身では完全に又は部分的にできない人のことを意味する。

2. 障害者は, この宣言において掲げられるすべての権利を享受する。これらの権利は, いかなる例外もなく, かつ, 人種, 皮膚の色, 性, 言語, 宗教, 政治上若しくはその他の意見, 国若しくは社会的身分, 貧富, 出生又は障害者自身若しくはその家族の置かれている状況に基づく区別又は差別もなく, すべての障害者に認められる。

3. 障害者は, その人間としての尊厳が尊重される生まれながらの権利を有している。障害者は, その障害の原因, 特質及び程度にかかわらず, 同年齢の市民と同等の基本的権利を有する。このことは, まず第一に, 可能な限り通常のかつ十分満たされた相当の生活を送ることができる権利を意味する。

4. 障害者は, 他の人々と同等の市民権及び政治的権利を有する。精神薄弱者の権利宣言の第7条は, 精神薄弱者のこのような諸権利のいかなる制限又は排除にも適用される。

5. 障害者は, 可能な限り自立させるよう構成された施策を受ける資格がある。

6. 障害者は, 補装具を含む医学的, 心理学的及び機能的治療, 並びに医学的・社会的リハビリテーション, 教育, 職業教育, 訓練リハビリテーション, 介助, カウンセリング, 職業あっ旋及びその他障害者の能力と技能を最大限に開発でき, 社会統合又は再統合する過程を促進するようなサービスを受ける権利を有する。

7. 障害者は, 経済的社会的保障を受け, 相当の生活水準を保つ権利を有する。障害者は, その能力に従い, 保障を受け, 雇用され, または有益で生産的かつ報酬を受ける職業に従事し, 労働組合に参加する権利を有する。

8. 障害者は, 経済社会計画のすべての段階において, その特別のニーズが考慮される資格を有する。

9. 障害者は, その家族又は養親とともに生活し, すべての社会的活動, 創造的活動又はレクリエーション活動に参加する権利を有する。障害者は,

資料編　　**201**

その居所に関する限り，その状態のため必要であるか又はその状態に由来して改善するため必要である場合以外，差別的な扱いをまぬがれる。もし，障害者が専門施設に入所することが絶対に必要であっても，そこでの環境及び生活条件は，同年齢の人の通常の生活に可能な限り似通ったものであるべきである。

10．障害者は，差別的，侮辱的又は下劣な性質をもつ，あらゆる搾取，あらゆる規則そしてあらゆる取り扱いから保護されるものとする。

11．障害者は，その人格及び財産の保護のために適格なる法的援助が必要な場合には，それらを受け得るようにされなければならない。もし，障害者に対して訴訟が起こされた場合には，その適用される法的手続きは，彼らの身体的精神的状態が十分に考慮されるべきである。

12．障害者団体は，障害者の権利に関するすべての事項について有効に協議を受けるものとする。

13．障害者，その家族及び地域社会は，この宣言に含まれる権利について，あらゆる適切な手段により十分に知らされるべきである。

（出典：『国際障害者年関係資料集』，1980 年）

③ 障害者の権利に関する条約（抄）

2006 年 12 月 13 日　国連総会採択

前文

この条約の締約国は，

(a) 国際連合憲章において宣明された原則が，人類社会の全ての構成員の固有の尊厳及び価値並びに平等のかつ奪い得ない権利が世界における自由，正義及び平和の基礎を成すものであると認めていることを想起し，

(b) 国際連合が，世界人権宣言及び人権に関する国際規約において，全ての人はいかなる差別もなしに同宣言及びこれらの規約に掲げる全ての権利及び自由を享有することができることを宣言し，及び合意したことを認め，

(c) 全ての人権及び基本的自由が普遍的であり，不可分のものであり，相互に依存し，かつ，相互に関連を有すること並びに障害者が全ての人権及び基本的自由を差別なしに完全に享有することを保障することが必要であることを再確認し，

(d) 経済的，社会的及び文化的権利に関する国際規約，市民的及び政治的権利に関する国際規約，あらゆる形態の人種差別の撤廃に関する国際条約，女子に対するあらゆる形態の差別の撤廃に関する条約，拷問及び他の残虐な，非人道的な又は品位を傷つける取扱い又は刑罰に関する条約，児童の権利に関する条約及び全ての移住労働者及びその家族の構成員の権利の保護に関する国際条約を想起し，

(e) 障害が発展する概念であることを認め，また，障害が，機能障害を有する者とこれらの者に対する態度及び環境による障壁との間の相互作用であって，これらの者が他の者との平等を基礎として社会に完全かつ効果的に参加することを妨げるものによって生ずることを認め，

(f) 障害者に関する世界行動計画及び障害者の機会均等化に関する標準規則に定める原則及び政策上の指針が，障害者の機会均等を更に促進するための国内的，地域的及び国際的な政策，計画及び行動の促進，作成及び評価に影響を及ぼす上で重要であることを認め，

(g) 持続可能な開発に関連する戦略の不可分の一部として障害に関する問題を主流に組み入れることが重要であることを強調し，

(h) また，いかなる者に対する障害に基づく差別も，人間の固有の尊厳及び価値を侵害するものであることを認め，

(i) さらに，障害者の多様性を認め，

(j) 全ての障害者（より多くの支援を必要とする障害者を含む。）の人権を促進し，及び保護することが必要であることを認め，

(k) これらの種々の文書及び約束にもかかわらず，障害者が，世界の全ての地域において，社会の平等な構成員としての参加を妨げる障壁及び人権侵害に依然として直面していることを憂慮し，

(l) あらゆる国（特に開発途上国）における障害者の生活条件を改善するための国際協力が重要であることを認め，

(m) 障害者が地域社会における全般的な福祉及び多様性に対して既に貴重な貢献をしており，又は貴重な貢献をし得ることを認め，また，障害者による人権及び基本的自由の完全な享有並びに完全な参加を促進することにより，その帰属意識が高められること並びに社会の人的，社会的及び経済的開発並びに貧困の撲滅に大きな前進がもたらされることを認め，

(n) 障害者にとって，個人の自律及び自立（自ら選択する自由を含む。）が重要であることを認め，

(o) 障害者が，政策及び計画（障害者に直接関連する政策及び計画を含む。）に係る意思決定の過程に積極的に関与する機会を有すべきであることを考慮し，

(p) 人種，皮膚の色，性，言語，宗教，政治的意見その他の意見，国民的な，種族的な，先住民族としての若しくは社会的な出身，財産，出生，年齢又は他の地位に基づく複合的又は加重的な形態の差別を受けている障害者が直面する困難な状況を憂慮し，

(q) 障害のある女子が，家庭の内外で暴力，傷害若しくは虐待，放置若しくは怠慢な取扱い，不当な取扱い又は搾取を受ける一層大きな危険にしばしばさらされていることを認め，

(r) 障害のある児童が，他の児童との平等を基礎として全ての人権及び基本的自由を完全に享有すべきであることを認め，また，このため，児童の権利に関する条約の締約国が負う義務を想起し，

(s) 障害者による人権及び基本的自由の完全な享有を促進するためのあらゆる努力に性別の視点を組み込む必要があることを強調し，

(t) 障害者の大多数が貧困の状況下で生活している事実を強調し，また，この点に関し，貧困が障害者に及ぼす悪影響に対処することが真に必要であることを認め，

(u) 国際連合憲章に定める目的及び原則の十分な尊重並びに人権に関する適用可能な文書の遵守に基づく平和で安全な状況が，特に武力紛争及び外国による占領の期間中における障害者の十分な保護に不可欠であることに留意し，

(v) 障害者が全ての人権及び基本的自由を完全に享有することを可能とするに当たっては，物理的，社会的，経済的及び文化的な環境並びに健康及び教育を享受しやすいようにし，並びに情報及び通信を利用しやすいようにすることが重要であることを認め，

(w) 個人が，他人に対し及びその属する地域社会に対して義務を負うこと並びに国際人権章典において認められる権利の増進及び擁護のために努力する責任を有することを認識し，

(x) 家族が，社会の自然かつ基礎的な単位であること並びに社会及び国家による保護を受ける権利を有することを確信し，また，障害者及びその家族の構成員が，障害者の権利の完全かつ平等な享有に向けて家族が貢献することを可能とするために必要な保護及び支援を受けるべきであることを確信し，

(y) 障害者の権利及び尊厳を促進し，及び保護するための包括的かつ総合的な国際条約が，開発途上国及び先進国において，障害者の社会的に著しく不利な立場を是正することに重要な貢献を行うこと並びに障害者が市民的，政治的，経済的，社会的及び文化的分野に均等な機会により参加することを促進することを確信して，

次のとおり協定した。

第一条　目的

　この条約は，全ての障害者によるあらゆる人権及び基本的自由の完全かつ平等な享有を促進し，保護し，及び確保すること並びに障害者の固有の尊厳の尊重を促進することを目的とする。

　障害者には，長期的な身体的，精神的，知的又は感覚的な機能障害であって，様々な障壁との相互作用により他の者との平等を基礎として社会に完全かつ効果的に参加することを妨げ得るものを有する者を含む。

第二条　定義

資料編　　203

この条約の適用上，

「意思疎通」とは，言語，文字の表示，点字，触覚を使った意思疎通，拡大文字，利用しやすいマルチメディア並びに筆記，音声，平易な言葉，朗読その他の補助的及び代替的な意思疎通の形態，手段及び様式（利用しやすい情報通信機器を含む。）をいう。

「言語」とは，音声言語及び手話その他の形態の非音声言語をいう。

「障害に基づく差別」とは，障害に基づくあらゆる区別，排除又は制限であって，政治的，経済的，社会的，文化的，市民的その他のあらゆる分野において，他の者との平等を基礎として全ての人権及び基本的自由を認識し，享有し，又は行使することを害し，又は妨げる目的又は効果を有するものをいう。障害に基づく差別には，あらゆる形態の差別（合理的配慮の否定を含む。）を含む。

「合理的配慮」とは，障害者が他の者との平等を基礎として全ての人権及び基本的自由を享有し，又は行使することを確保するための必要かつ適当な変更及び調整であって，特定の場合において必要とされるものであり，かつ，均衡を失した又は過度の負担を課さないものをいう。

「ユニバーサルデザイン」とは，調整又は特別な設計を必要とすることなく，最大限可能な範囲で全ての人が使用することのできる製品，環境，計画及びサービスの設計をいう。ユニバーサルデザインは，特定の障害者の集団のための補装具が必要な場合には，これを排除するものではない。

第三条　一般原則

この条約の原則は，次のとおりとする。

(a) 固有の尊厳，個人の自律（自ら選択する自由を含む。）及び個人の自立の尊重

(b) 無差別

(c) 社会への完全かつ効果的な参加及び包容

(d) 差異の尊重並びに人間の多様性の一部及び人類の一員としての障害者の受入れ

(e) 機会の均等

(f) 施設及びサービス等の利用の容易さ

(g) 男女の平等

(h) 障害のある児童の発達しつつある能力の尊重及び障害のある児童がその同一性を保持する権利の尊重

第四条　一般的義務

1　締約国は，障害に基づくいかなる差別もなしに，全ての障害者のあらゆる人権及び基本的自由を完全に実現することを確保し，及び促進することを約束する。このため，締約国は，次のことを約束する。

(a) この条約において認められる権利の実現のため，全ての適当な立法措置，行政措置その他の措置をとること。

(b) 障害者に対する差別となる既存の法律，規則，慣習及び慣行を修正し，又は廃止するための全ての適当な措置（立法を含む。）をとること。

(c) 全ての政策及び計画において障害者の人権の保護及び促進を考慮に入れること。

(d) この条約と両立しないいかなる行為又は慣行も差し控えること。また，公の当局及び機関がこの条約に従って行動することを確保すること。

(e) いかなる個人，団体又は民間企業による障害に基づく差別も撤廃するための全ての適当な措置をとること。

(f) 第二条に規定するユニバーサルデザインの製品，サービス，設備及び施設であって，障害者に特有のニーズを満たすために必要な調整が可能な限り最小限であり，かつ，当該ニーズを満たすために必要な費用が最小限であるべきものについての研究及び開発を実施し，又は促進すること。また，当該ユニバーサルデザインの製品，サービス，設備及び施設の利用可能性及び使用を促進すること。さらに，基準及び指針を作成するに当たっては，ユニバーサルデザインが当該基準及び指針に含まれることを促進すること。

(g) 障害者に適した新たな機器（情報通信機器，移動補助具，補装具及び支援機器を含む。）についての研究及び開発を実施し，又は促進し，並びに当該新たな機器の利用可能性及び使用を促進すること。この場合において，締約国は，負担しやすい費用の機器を優先させる。

(h) 移動補助具，補装具及び支援機器（新たな機器を含む。）並びに他の形態の援助，支援サービス及び施設に関する情報であって，障害者にとって利用しやすいものを提供すること。

(i) この条約において認められる権利によって保障される支援及びサービスをより良く提供するため，障害者と共に行動する専門家及び職員に対する当該権利に関する研修を促進すること。

2. 各締約国は，経済的，社会的及び文化的権利に関しては，これらの権利の完全な実現を漸進的に達成するため，自国における利用可能な手段を最大限に用いることにより，また，必要な場合には国際協力の枠内で，措置をとることを約束する。ただし，この条約に定める義務であって，国際法に従って直ちに適用されるものに影響を及ぼすものではない。

3. 締約国は，この条約を実施するための法令及び政策の作成及び実施において，並びに障害者に関する問題についての他の意思決定過程において，障害者（障害のある児童を含む。以下この3において同じ。）を代表する団体を通じ，障害者と緊密に協議し，及び障害者を積極的に関与させる。

4. この条約のいかなる規定も，締約国の法律又は締約国について効力を有する国際法に含まれる規定であって障害者の権利の実現に一層貢献するものに影響を及ぼすものではない。この条約のいずれかの締約国において法律，条約，規則又は慣習によって認められ，又は存する人権及び基本的自由については，この条約がそれらの権利若しくは自由を認めていないこと又はその認める範囲がより狭いことを理由として，それらの権利及び自由を制限し，又は侵してはならない。

5. この条約は，いかなる制限又は例外もなしに，連邦国家の全ての地域について適用する。

第五条　平等及び無差別

1. 締約国は，全ての者が，法律の前に又は法律に基づいて平等であり，並びにいかなる差別もなしに法律による平等の保護及び利益を受ける権利を有することを認める。

2. 締約国は，障害に基づくあらゆる差別を禁止するものとし，いかなる理由による差別に対しても平等かつ効果的な法的保護を障害者に保障する。

3. 締約国は，平等を促進し，及び差別を撤廃することを目的として，合理的配慮が提供されることを確保するための全ての適当な措置をとる。

4. 障害者の事実上の平等を促進し，又は達成するために必要な特別の措置は，この条約に規定する差別と解してはならない。

第六条　障害のある女子

1. 締約国は，障害のある女子が複合的な差別を受けていることを認識するものとし，この点に関し，障害のある女子が全ての人権及び基本的自由を完全かつ平等に享有することを確保するための措置をとる。

2. 締約国は，女子に対してこの条約に定める人権及び基本的自由を行使し，及び享有することを保障することを目的として，女子の完全な能力開発，向上及び自律的な力の育成を確保するための全ての適当な措置をとる。

第七条　障害のある児童

1. 締約国は，障害のある児童が他の児童との平等を基礎として全ての人権及び基本的自由を完全に享有することを確保するための全ての必要な措置をとる。

2. 障害のある児童に関する全ての措置をとるに当たっては，児童の最善の利益が主として考慮されるものとする。

3. 締約国は，障害のある児童が，自己に影響を及ぼす全ての事項について自由に自己の意見を表明する権利並びにこの権利を実現するための障害及び年齢に適した支援を提供される権利を有することを確保する。この場合において，障害のある児童の意見は，他の児童との平等を基礎として，その児童の年齢及び成熟度に従って相応に考慮されるものとする。

第八条　意識の向上

1. 締約国は，次のことのための即時の，効果的なかつ適当な措置をとることを約束する。

資料編　　205

(a) 障害者に関する社会全体（各家庭を含む。）の意識を向上させ、並びに障害者の権利及び尊厳に対する尊重を育成すること。

(b) あらゆる活動分野における障害者に関する定型化された観念、偏見及び有害な慣行（性及び年齢に基づくものを含む。）と戦うこと。

(c) 障害者の能力及び貢献に関する意識を向上させること。

2. このため、1の措置には、次のことを含む。

(a) 次のことのための効果的な公衆の意識の啓発活動を開始し、及び維持すること。

(i) 障害者の権利に対する理解を育てること。

(ii) 障害者に対する肯定的認識及び一層の社会の啓発を促進すること。

(iii) 障害者の技能、長所及び能力並びに職場及び労働市場に対する障害者の貢献についての認識を促進すること。

(b) 教育制度の全ての段階（幼年期からの全ての児童に対する教育制度を含む。）において、障害者の権利を尊重する態度を育成すること。

(c) 全ての報道機関が、この条約の目的に適合するように障害者を描写するよう奨励すること。

(d) 障害者及びその権利に関する啓発のための研修計画を促進すること。

第九条　施設及びサービス等の利用の容易さ

1. 締約国は、障害者が自立して生活し、及び生活のあらゆる側面に完全に参加することを可能にすることを目的として、障害者が、他の者との平等を基礎として、都市及び農村の双方において、物理的環境、輸送機関、情報通信（情報通信機器及び情報通信システムを含む。）並びに公衆に開放され、又は提供される他の施設及びサービスを利用する機会を有することを確保するための適当な措置をとる。この措置は、施設及びサービス等の利用の容易さに対する妨げ及び障壁を特定し、及び撤廃することを含むものとし、特に次の事項について適用する。

(a) 建物、道路、輸送機関その他の屋内及び屋外の施設（学校、住居、医療施設及び職場を含む。）

(b) 情報、通信その他のサービス（電子サービ

ス及び緊急事態に係るサービスを含む。）

2. 締約国は、また、次のことのための適当な措置をとる。

(a) 公衆に開放され、又は提供される施設及びサービスの利用の容易さに関する最低基準及び指針を作成し、及び公表し、並びに当該最低基準及び指針の実施を監視すること。

(b) 公衆に開放され、又は提供される施設及びサービスを提供する民間の団体が、当該施設及びサービスの障害者にとっての利用の容易さについてあらゆる側面を考慮することを確保すること。

(c) 施設及びサービス等の利用の容易さに関して障害者が直面する問題についての研修を関係者に提供すること。

(d) 公衆に開放される建物その他の施設において、点字の表示及び読みやすく、かつ、理解しやすい形式の表示を提供すること。

(e) 公衆に開放される建物その他の施設の利用の容易さを促進するため、人又は動物による支援及び仲介する者（案内者、朗読者及び専門の手話通訳を含む。）を提供すること。

(f) 障害者が情報を利用する機会を有することを確保するため、障害者に対する他の適当な形態の援助及び支援を促進すること。

(g) 障害者が新たな情報通信機器及び情報通信システム（インターネットを含む。）を利用する機会を有することを促進すること。

(h) 情報通信機器及び情報通信システムを最小限の費用で利用しやすいものとするため、早い段階で、利用しやすい情報通信機器及び情報通信システムの設計、開発、生産及び流通を促進すること。

第十条　生命に対する権利

締約国は、全ての人間が生命に対する固有の権利を有することを再確認するものとし、障害者が他の者との平等を基礎としてその権利を効果的に享有することを確保するための全ての必要な措置をとる。

第十一条　危険な状況及び人道上の緊急事態

締約国は、国際法（国際人道法及び国際人権法

を含む。）に基づく自国の義務に従い，危険な状況（武力紛争，人道上の緊急事態及び自然災害の発生を含む。）において障害者の保護及び安全を確保するための全ての必要な措置をとる。

第十二条　法律の前にひとしく認められる権利

1.　締約国は，障害者が全ての場所において法律の前に人として認められる権利を有することを再確認する。

2.　締約国は，障害者が生活のあらゆる側面において他の者との平等を基礎として法的能力を享有することを認める。

3.　締約国は，障害者がその法的能力の行使に当たって必要とする支援を利用する機会を提供するための適当な措置をとる。

4.　締約国は，法的能力の行使に関連する全ての措置において，濫用を防止するための適当かつ効果的な保障を国際人権法に従って定めることを確保する。当該保障は，法的能力の行使に関連する措置が，障害者の権利，意思及び選好を尊重すること，利益相反を生じさせず，及び不当な影響を及ぼさないこと，障害者の状況に応じ，かつ，適合すること，可能な限り短い期間に適用されること並びに権限のある，独立の，かつ，公平な当局又は司法機関による定期的な審査の対象となることを確保するものとする。当該保障は，当該措置が障害者の権利及び利益に及ぼす影響の程度に応じたものとする。

5.　締約国は，この条の規定に従うことを条件として，障害者が財産を所有し，又は相続し，自己の会計を管理し，及び銀行貸付け，抵当その他の形態の金融上の信用を利用する均等な機会を有することについての平等の権利を確保するための全ての適当かつ効果的な措置をとるものとし，障害者がその財産を恣意的に奪われないことを確保する。

第十三条　司法手続の利用の機会

1.　締約国は，障害者が全ての法的手続（捜査段階その他予備的な段階を含む。）において直接及び間接の参加者（証人を含む。）として効果的な役割を果たすことを容易にするため，手続上の配慮及び年齢に適した配慮が提供されること等により，障害者が他の者との平等を基礎として司法手続を利用する効果的な機会を有することを確保する。

2.　締約国は，障害者が司法手続を利用する効果的な機会を有することを確保することに役立てるため，司法に係る分野に携わる者（警察官及び刑務官を含む。）に対する適当な研修を促進する。

第十四条　身体の自由及び安全

1.　締約国は，障害者に対し，他の者との平等を基礎として，次のことを確保する。

(a) 身体の自由及び安全についての権利を享有すること。

(b) 不法に又は恣意的に自由を奪われないこと，いかなる自由の剥奪も法律に従って行われること及びいかなる場合においても自由の剥奪が障害の存在によって正当化されないこと。

2.　締約国は，障害者がいずれの手続を通じて自由を奪われた場合であっても，当該障害者が，他の者との平等を基礎として国際人権法による保障を受ける権利を有すること並びにこの条約の目的及び原則に従って取り扱われること（合理的配慮の提供によるものを含む。）を確保する。

第十五条　拷問又は残虐な，非人道的な若しくは品位を傷つける取扱い若しくは刑罰からの自由

1.　いかなる者も，拷問又は残虐な，非人道的な若しくは品位を傷つける取扱い若しくは刑罰を受けない。特に，いかなる者も，その自由な同意なしに医学的又は科学的実験を受けない。

2.　締約国は，障害者が，他の者との平等を基礎として，拷問又は残虐な，非人道的な若しくは品位を傷つける取扱い若しくは刑罰を受けることがないようにするため，全ての効果的な立法上，行政上，司法上その他の措置をとる。

第十六条　搾取，暴力及び虐待からの自由

1.　締約国は，家庭の内外におけるあらゆる形態の搾取，暴力及び虐待（性別に基づくものを含む。）から障害者を保護するための全ての適当な立法上，行政上，社会上，教育上その他の措置をとる。

2. また，締約国は，特に，障害者並びにその家族及び介護者に対する適当な形態の性別及び年齢に配慮した援助及び支援（搾取，暴力及び虐待の事案を防止し，認識し，及び報告する方法に関する情報及び教育を提供することによるものを含む。）を確保することにより，あらゆる形態の搾取，暴力及び虐待を防止するための全ての適当な措置をとる。締約国は，保護事業が年齢，性別及び障害に配慮したものであることを確保する。

3. 締約国は，あらゆる形態の搾取，暴力及び虐待の発生を防止するため，障害者に役立つことを意図した全ての施設及び計画が独立した当局により効果的に監視されることを確保する。

4. 締約国は，あらゆる形態の搾取，暴力又は虐待の被害者となる障害者の身体的，認知的及び心理的な回復，リハビリテーション並びに社会復帰を促進するための全ての適当な措置（保護事業の提供によるものを含む。）をとる。このような回復及び復帰は，障害者の健康，福祉，自尊心，尊厳及び自律を育成する環境において行われるものとし，性別及び年齢に応じたニーズを考慮に入れる。

5. 締約国は，障害者に対する搾取，暴力及び虐待の事案が特定され，捜査され，及び適当な場合には訴追されることを確保するための効果的な法令及び政策（女子及び児童に重点を置いた法令及び政策を含む。）を策定する。

第十七条　個人をそのままの状態で保護すること

全ての障害者は，他の者との平等を基礎として，その心身がそのままの状態で尊重される権利を有する。

第十八条　移動の自由及び国籍についての権利

1. 締約国は，障害者に対して次のことを確保すること等により，障害者が他の者との平等を基礎として移動の自由，居住の自由及び国籍についての権利を有することを認める。

(a) 国籍を取得し，及び変更する権利を有すること並びにその国籍を恣意的に又は障害に基づいて奪われないこと。

(b) 国籍に係る文書若しくは身元に係る他の文書を入手し，所有し，及び利用すること又は移動の自由についての権利の行使を容易にするために必要とされる関連手続（例えば，出入国の手続）を利用することを，障害に基づいて奪われないこと。

(c) いずれの国（自国を含む。）からも自由に離れることができること。

(d) 自国に戻る権利を恣意的に又は障害に基づいて奪われないこと。

2. 障害のある児童は，出生の後直ちに登録される。障害のある児童は，出生の時から氏名を有する権利及び国籍を取得する権利を有するものとし，また，できる限りその父母を知り，かつ，その父母によって養育される権利を有する。

第十九条　自立した生活及び地域社会への包容

この条約の締約国は，全ての障害者が他の者と平等の選択の機会をもって地域社会で生活する平等の権利を有することを認めるものとし，障害者が，この権利を完全に享受し，並びに地域社会に完全に包容され，及び参加することを容易にするための効果的かつ適当な措置をとる。この措置には，次のことを確保することによるものを含む。

(a) 障害者が，他の者との平等を基礎として，居住地を選択し，及びどこで誰と生活するかを選択する機会を有すること並びに特定の生活施設で生活する義務を負わないこと。

(b) 地域社会における生活及び地域社会への包容を支援し，並びに地域社会からの孤立及び隔離を防止するために必要な在宅サービス，居住サービスその他の地域社会支援サービス（個別の支援を含む。）を障害者が利用する機会を有すること。

(c) 一般住民向けの地域社会サービス及び施設が，障害者にとって他の者との平等を基礎として利用可能であり，かつ，障害者のニーズに対応していること。

第二十条　個人の移動を容易にすること

締約国は，障害者自身ができる限り自立して移動することを容易にすることを確保するための効果的な措置をとる。この措置には，次のことによるものを含む。

(a) 障害者自身が，自ら選択する方法で，自ら選択する時に，かつ，負担しやすい費用で移動することを容易にすること。

(b) 障害者が質の高い移動補助具，補装具，支援機器，人又は動物による支援及び仲介する者を利用する機会を得やすくすること（これらを負担しやすい費用で利用可能なものとすることを含む。）。

(c) 障害者及び障害者と共に行動する専門職員に対し，移動のための技能に関する研修を提供すること。

(d) 移動補助具，補装具及び支援機器を生産する事業体に対し，障害者の移動のあらゆる側面を考慮するよう奨励すること。

第二十一条　表現及び意見の自由並びに情報の利用の機会

締約国は，障害者が，第二条に定めるあらゆる形態の意思疎通であって自ら選択するものにより，表現及び意見の自由（他の者との平等を基礎として情報及び考えを求め，受け，及び伝える自由を含む。）についての権利を行使することができることを確保するための全ての適当な措置をとる。この措置には，次のことによるものを含む。

(a) 障害者に対し，様々な種類の障害に相応した利用しやすい様式及び機器により，適時に，かつ，追加の費用を伴わず，一般公衆向けの情報を提供すること。

(b) 公的な活動において，手話，点字，補助的及び代替的な意思疎通並びに障害者が自ら選択する他の全ての利用しやすい意思疎通の手段，形態及び様式を用いることを受け入れ，及び容易にすること。

(c) 一般公衆に対してサービス（インターネットによるものを含む。）を提供する民間の団体が情報及びサービスを障害者にとって利用しやすい又は使用可能な様式で提供するよう要請すること。

(d) マスメディア（インターネットを通じて情報を提供する者を含む。）がそのサービスを障害者にとって利用しやすいものとするよう奨励すること。

(e) 手話の使用を認め，及び促進すること。

第二十二条　プライバシーの尊重

1. いかなる障害者も，居住地又は生活施設のいかんを問わず，そのプライバシー，家族，住居又は通信その他の形態の意思疎通に対して恣意的に又は不法に干渉されず，また，名誉及び信用を不法に攻撃されない。障害者は，このような干渉又は攻撃に対する法律の保護を受ける権利を有する。

2. 締約国は，他の者との平等を基礎として，障害者の個人，健康及びリハビリテーションに関する情報に係るプライバシーを保護する。

第二十三条　家庭及び家族の尊重

1. 締約国は，他の者との平等を基礎として，婚姻，家族，親子関係及び個人的な関係に係る全ての事項に関し，障害者に対する差別を撤廃するための効果的かつ適当な措置をとる。この措置は，次のことを確保することを目的とする。

(a) 婚姻をすることができる年齢の全ての障害者が，両当事者の自由かつ完全な合意に基づいて婚姻をし，かつ，家族を形成する権利を認められること。

(b) 障害者が子の数及び出産の間隔を自由にかつ責任をもって決定する権利を認められ，また，障害者が生殖及び家族計画について年齢に適した情報及び教育を享受する権利を認められること。さらに，障害者がこれらの権利を行使することを可能とするために必要な手段を提供されること。

(c) 障害者（児童を含む。）が，他の者との平等を基礎として生殖能力を保持すること。

2. 締約国は，子の後見，養子縁組又はこれらに類する制度が国内法令に存在する場合には，それらの制度に係る障害者の権利及び責任を確保する。あらゆる場合において，子の最善の利益は至上である。締約国は，障害者が子の養育についての責任を遂行するに当たり，当該障害者に対して適当な援助を与える。

3. 締約国は，障害のある児童が家庭生活について平等の権利を有することを確保する。締約国は，この権利を実現し，並びに障害のある児童の隠匿，遺棄，放置及び隔離を防止するため，障害

のある児童及びその家族に対し，包括的な情報，サービス及び支援を早期に提供することを約束する。

4. 締約国は，児童がその父母の意思に反してその父母から分離されないことを確保する。ただし，権限のある当局が司法の審査に従うことを条件として適用のある法律及び手続に従いその分離が児童の最善の利益のために必要であると決定する場合は，この限りでない。いかなる場合にも，児童は，自己の障害又は父母の一方若しくは双方の障害に基づいて父母から分離されない。

5. 締約国は，近親の家族が障害のある児童を監護することができない場合には，一層広い範囲の家族の中で代替的な監護を提供し，及びこれが不可能なときは，地域社会の中で家庭的な環境により代替的な監護を提供するようあらゆる努力を払う。

第二十四条　教育

1. 締約国は，教育についての障害者の権利を認める。締約国は，この権利を差別なしに，かつ，機会の均等を基礎として実現するため，障害者を包容するあらゆる段階の教育制度及び生涯学習を確保する。当該教育制度及び生涯学習は，次のことを目的とする。

(a) 人間の潜在能力並びに尊厳及び自己の価値についての意識を十分に発達させ，並びに人権，基本的自由及び人間の多様性の尊重を強化すること。

(b) 障害者が，その人格，才能及び創造力並びに精神的及び身体的な能力をその可能な最大限度まで発達させること。

(c) 障害者が自由な社会に効果的に参加することを可能とすること。

2. 締約国は，1の権利の実現に当たり，次のことを確保する。

(a) 障害者が障害に基づいて一般的な教育制度から排除されないこと及び障害のある児童が障害に基づいて無償のかつ義務的な初等教育から又は中等教育から排除されないこと。

(b) 障害者が，他の者との平等を基礎として，自己の生活する地域社会において，障害者を包容し，質が高く，かつ，無償の初等教育を享受することができること及び中等教育を享受することができること。

(c) 個人に必要とされる合理的配慮が提供されること。

(d) 障害者が，その効果的な教育を容易にするために必要な支援を一般的な教育制度の下で受けること。

(e) 学問的及び社会的な発達を最大にする環境において，完全な包容という目標に合致する効果的で個別化された支援措置がとられること。

3. 締約国は，障害者が教育に完全かつ平等に参加し，及び地域社会の構成員として完全かつ平等に参加することを容易にするため，障害者が生活する上での技能及び社会的な発達のための技能を習得することを可能とする。このため，締約国は，次のことを含む適当な措置をとる。

(a) 点字，代替的な文字，意思疎通の補助的及び代替的な形態，手段及び様式並びに定位及び移動のための技能の習得並びに障害者相互による支援及び助言を容易にすること。

(b) 手話の習得及び聾社会の言語的な同一性の促進を容易にすること。

(c) 盲人，聾者又は盲聾者（特に盲人，聾者又は盲聾者である児童）の教育が，その個人にとって最も適当な言語並びに意思疎通の形態及び手段で，かつ，学問的及び社会的な発達を最大にする環境において行われることを確保すること。

4. 締約国は，1の権利の実現の確保を助長することを目的として，手話又は点字について能力を有する教員（障害のある教員を含む。）を雇用し，並びに教育に従事する専門家及び職員（教育のいずれの段階において従事するかを問わない。）に対する研修を行うための適当な措置をとる。この研修には，障害についての意識の向上を組み入れ，また，適当な意思疎通の補助的及び代替的な形態，手段及び様式の使用並びに障害者を支援するための教育技法及び教材の使用を組み入れるものとする。

5　締約国は，障害者が，差別なしに，かつ，他の者との平等を基礎として，一般的な高等教育，職業訓練，成人教育及び生涯学習を享受することができることを確保する。このため，締約国は，合理的配慮が障害者に提供されることを確保する。

第二十五条　健康　締約国は，障害者が障害に基づく差別なしに到達可能な最高水準の健康を享受する権利を有することを認める。締約国は，障害者が性別に配慮した保健サービス（保健に関するリハビリテーションを含む。）を利用する機会を有することを確保するための全ての適当な措置をとる。締約国は，特に，次のことを行う。

(a) 障害者に対して他の者に提供されるものと同一の範囲，質及び水準の無償の又は負担しやすい費用の保健及び保健計画（性及び生殖に係る健康並びに住民のための公衆衛生計画の分野のものを含む。）を提供すること。

(b) 障害者が特にその障害のために必要とする保健サービス（早期発見及び適当な場合には早期関与並びに特に児童及び高齢者の新たな障害を最小限にし，及び防止するためのサービスを含む。）を提供すること。

(c) これらの保健サービスを，障害者自身が属する地域社会（農村を含む。）の可能な限り近くにおいて提供すること。

(d) 保健に従事する者に対し，特に，研修を通じて及び公私の保健に関する倫理基準を広く知らせることによって障害者の人権，尊厳，自律及びニーズに関する意識を高めることにより，他の者と同一の質の医療（例えば，事情を知らされた上での自由な同意を基礎とした医療）を障害者に提供するよう要請すること。

(e) 健康保険及び国内法により認められている場合には生命保険の提供に当たり，公正かつ妥当な方法で行い，及び障害者に対する差別を禁止すること。

(f) 保健若しくは保健サービス又は食糧及び飲料の提供に関し，障害に基づく差別的な拒否を防止すること。

第二十六条　ハビリテーション（適応のための技能の習得）及びリハビリテーション

1　締約国は，障害者が，最大限の自立並びに十分な身体的，精神的，社会的及び職業的な能力を達成し，及び維持し，並びに生活のあらゆる側面への完全な包容及び参加を達成し，及び維持することを可能とするための効果的かつ適当な措置（障害者相互による支援を通じたものを含む。）をとる。このため，締約国は，特に，保健，雇用，教育及び社会に係るサービスの分野において，ハビリテーション及びリハビリテーションについての包括的なサービス及びプログラムを企画し，強化し，及び拡張する。この場合において，これらのサービス及びプログラムは，次のようなものとする。

(a) 可能な限り初期の段階において開始し，並びに個人のニーズ及び長所に関する学際的な評価を基礎とするものであること。

(b) 地域社会及び社会のあらゆる側面への参加及び包容を支援し，自発的なものであり，並びに障害者自身が属する地域社会（農村を含む。）の可能な限り近くにおいて利用可能なものであること。

2　締約国は，ハビリテーション及びリハビリテーションのサービスに従事する専門家及び職員に対する初期研修及び継続的な研修の充実を促進する。

3　締約国は，障害者のために設計された補装具及び支援機器であって，ハビリテーション及びリハビリテーションに関連するものの利用可能性，知識及び使用を促進する。

第二十七条　労働及び雇用

1　締約国は，障害者が他の者との平等を基礎として労働についての権利を有することを認める。この権利には，障害者に対して開放され，障害者を包容し，及び障害者にとって利用しやすい労働市場及び労働環境において，障害者が自由に選択し，又は承諾する労働によって生計を立てる機会を有する権利を含む。締約国は，特に次のことのための適当な措置（立法によるものを含む。）を

資料編　　**211**

とることにより，労働についての障害者（雇用の過程で障害を有することとなった者を含む。）の権利が実現されることを保障し，及び促進する。

(a) あらゆる形態の雇用に係る全ての事項（募集，採用及び雇用の条件，雇用の継続，昇進並びに安全かつ健康的な作業条件を含む。）に関し，障害に基づく差別を禁止すること。

(b) 他の者との平等を基礎として，公正かつ良好な労働条件（均等な機会及び同一価値の労働についての同一報酬を含む。），安全かつ健康的な作業条件（嫌がらせからの保護を含む。）及び苦情に対する救済についての障害者の権利を保護すること。

(c) 障害者が他の者との平等を基礎として労働及び労働組合についての権利を行使することができることを確保すること。

(d) 障害者が技術及び職業の指導に関する一般的な計画，職業紹介サービス並びに職業訓練及び継続的な訓練を利用する効果的な機会を有することを可能とすること。

(e) 労働市場において障害者の雇用機会の増大を図り，及びその昇進を促進すること並びに職業を求め，これに就き，これを継続し，及びこれに復帰する際の支援を促進すること。

(f) 自営活動の機会，起業家精神，協同組合の発展及び自己の事業の開始を促進すること。

(g) 公的部門において障害者を雇用すること。

(h) 適当な政策及び措置（積極的差別是正措置，奨励措置その他の措置を含めることができる。）を通じて，民間部門における障害者の雇用を促進すること。

(i) 職場において合理的配慮が障害者に提供されることを確保すること。

(j) 開かれた労働市場において障害者が職業経験を得ることを促進すること。

(k) 障害者の職業リハビリテーション，職業の保持及び職場復帰計画を促進すること。

2. 締約国は，障害者が，奴隷の状態又は隷属状態に置かれないこと及び他の者との平等を基礎として強制労働から保護されることを確保する。

第二十八条　相当な生活水準及び社会的な保障

1. 締約国は，障害者が，自己及びその家族の相当な生活水準（相当な食糧，衣類及び住居を含む。）についての権利並びに生活条件の不断の改善についての権利を有することを認めるものとし，障害に基づく差別なしにこの権利を実現することを保障し，及び促進するための適当な措置をとる。

2. 締約国は，社会的な保障についての障害者の権利及び障害に基づく差別なしにこの権利を享受することについての障害者の権利を認めるものとし，この権利の実現を保障し，及び促進するための適当な措置をとる。この措置には，次のことを確保するための措置を含む。

(a) 障害者が清浄な水のサービスを利用する均等な機会を有し，及び障害者が障害に関連するニーズに係る適当なかつ費用の負担しやすいサービス，補装具その他の援助を利用する機会を有すること。

(b) 障害者（特に，障害のある女子及び高齢者）が社会的な保障及び貧困削減に関する計画を利用する機会を有すること。

(c) 貧困の状況において生活している障害者及びその家族が障害に関連する費用についての国の援助（適当な研修，カウンセリング，財政的援助及び介護者の休息のための一時的な介護を含む。）を利用する機会を有すること。

(d) 障害者が公営住宅計画を利用する機会を有すること。

(e) 障害者が退職に伴う給付及び計画を利用する均等な機会を有すること。

第二十九条　政治的及び公的活動への参加　締約国は，障害者に対して政治的権利を保障し，及び他の者との平等を基礎としてこの権利を享受する機会を保障するものとし，次のことを約束する。

(a) 特に次のことを行うことにより，障害者が，直接に，又は自由に選んだ代表者を通じて，他の者との平等を基礎として，政治的及び公的活動に効果的かつ完全に参加することができること（障害者が投票し，及び選挙される権利及び機会を含

む。）を確保すること。

(i) 投票の手続，設備及び資料が適当な及び利用しやすいものであり，並びにその理解及び使用が容易であることを確保すること。

(ii) 障害者が，選挙及び国民投票において脅迫を受けることなく秘密投票によって投票し，選挙に立候補し，並びに政府のあらゆる段階において実質的に在職し，及びあらゆる公務を遂行する権利を保護すること。この場合において，適当なときは支援機器及び新たな機器の使用を容易にするものとする。

(iii) 選挙人としての障害者の意思の自由な表明を保障すること。このため，必要な場合には，障害者の要請に応じて，当該障害者により選択される者が投票の際に援助することを認めること。

(b) 障害者が，差別なしに，かつ，他の者との平等を基礎として，政治に効果的かつ完全に参加することができる環境を積極的に促進し，及び政治への障害者の参加を奨励すること。政治への参加には，次のことを含む。

(i) 国の公的及び政治的活動に関係のある非政府機関及び非政府団体に参加し，並びに政党の活動及び運営に参加すること。

(ii) 国際，国内，地域及び地方の各段階において障害者を代表するための障害者の組織を結成し，並びにこれに参加すること。

第三十条　文化的な生活，レクリエーション，余暇及びスポーツへの参加

1. 締約国は，障害者が他の者との平等を基礎として文化的な生活に参加する権利を認めるものとし，次のことを確保するための全ての適当な措置をとる。

(a) 障害者が，利用しやすい様式を通じて，文化的な作品を享受する機会を有すること。

(b) 障害者が，利用しやすい様式を通じて，テレビジョン番組，映画，演劇その他の文化的な活動を享受する機会を有すること。

(c) 障害者が，文化的な公演又はサービスが行われる場所（例えば，劇場，博物館，映画館，図書館，観光サービス）を利用する機会を有し，並び

に自国の文化的に重要な記念物及び場所を享受する機会をできる限り有すること。

2. 締約国は，障害者が，自己の利益のためのみでなく，社会を豊かにするためにも，自己の創造的，芸術的及び知的な潜在能力を開発し，及び活用する機会を有することを可能とするための適当な措置をとる。

3. 締約国は，国際法に従い，知的財産権を保護する法律が，障害者が文化的な作品を享受する機会を妨げる不当な又は差別的な障壁とならないことを確保するための全ての適当な措置をとる。

4. 障害者は，他の者との平等を基礎として，その独自の文化的及び言語的な同一性（手話及び聾文化を含む。）の承認及び支持を受ける権利を有する。

5. 締約国は，障害者が他の者との平等を基礎としてレクリエーション，余暇及びスポーツの活動に参加することを可能とすることを目的として，次のことのための適当な措置をとる。

(a) 障害者があらゆる水準の一般のスポーツ活動に可能な限り参加することを奨励し，及び促進すること。

(b) 障害者が障害に応じたスポーツ及びレクリエーションの活動を組織し，及び発展させ，並びにこれらに参加する機会を有することを確保すること。このため，適当な指導，研修及び資源が他の者との平等を基礎として提供されるよう奨励すること。

(c) 障害者がスポーツ，レクリエーション及び観光の場所を利用する機会を有することを確保すること。

(d) 障害のある児童が遊び，レクリエーション，余暇及びスポーツの活動（学校制度におけるこれらの活動を含む。）への参加について他の児童と均等な機会を有することを確保すること。

(e) 障害者がレクリエーション，観光，余暇及びスポーツの活動の企画に関与する者によるサービスを利用する機会を有することを確保すること。

第三十一条　統計及び資料の収集（以下条文略）
第三十二条　国際協力

資料編　213

第三十三条　国内における実施及び監視
第三十四条　障害者の権利に関する委員会
第三十五条　締約国による報告
第三十六条　報告の検討
第三十七条　締約国と委員会との間の協力
第三十八条　委員会と他の機関との関係
第三十九条　委員会の報告
第四十条　締約国会議
第四十一条　寄託者
第四十二条　署名
第四十三条　拘束されることについての同意
第四十四条　地域的な統合のための機関
第四十五条　効力発生
第四十六条　留保
第四十七条　改正
第四十八条　廃棄
第四十九条　利用しやすい様式
第五十条　正文

（出典：外務省ウェブサイト／日本政府訳）

④ 障害者基本法（抄）

昭和四十五年法律第八十四号
平成二十五年法律第六十五号 最終改正

第一章　総則

第一条（目的）　この法律は，全ての国民が，障害の有無にかかわらず，等しく基本的人権を享有するかけがえのない個人として尊重されるものであるとの理念にのつとり，全ての国民が，障害の有無によつて分け隔てられることなく，相互に人格と個性を尊重し合いながら共生する社会を実現するため，障害者の自立及び社会参加の支援等のための施策に関し，基本原則を定め，及び国，地方公共団体等の責務を明らかにするとともに，障害者の自立及び社会参加の支援等のための施策の基本となる事項を定めること等により，障害者の自立及び社会参加の支援等のための施策を総合的かつ計画的に推進することを目的とする。

第二条（定義）　この法律において，次の各号に掲げる用語の意義は，それぞれ当該各号に定めるところによる。

一　障害者　身体障害，知的障害，精神障害（発達障害を含む。）その他の心身の機能の障害（以下「障害」と総称する。）がある者であつて，障害及び社会的障壁により継続的に日常生活又は社会生活に相当な制限を受ける状態にあるものをいう。

二　社会的障壁　障害がある者にとつて日常生活又は社会生活を営む上で障壁となるような社会における事物，制度，慣行，観念その他一切のものをいう。

第三条（地域社会における共生等）　第一条に規定する社会の実現は，全ての障害者が，障害者でない者と等しく，基本的人権を享有する個人としてその尊厳が重んぜられ，その尊厳にふさわしい生活を保障される権利を有することを前提としつつ，次に掲げる事項を旨として図られなければならない。

一　全て障害者は，社会を構成する一員として社会，経済，文化その他あらゆる分野の活動に参加する機会が確保されること。

二　全て障害者は，可能な限り，どこで誰と生活するかについての選択の機会が確保され，地域社会において他の人々と共生することを妨げられないこと。

三　全て障害者は，可能な限り，言語（手話を含む。）その他の意思疎通のための手段についての選択の機会が確保されるとともに，情報の取得又は利用のための手段についての選択の機会の拡大が図られること。

第四条（差別の禁止）　何人も，障害者に対して，障害を理由として，差別することその他の権利利益を侵害する行為をしてはならない。

2. 社会的障壁の除去は，それを必要としている障害者が現に存し，かつ，その実施に伴う負担が過重でないときは，それを怠ることによつて前項の規定に違反することとならないよう，その実施について必要かつ合理的な配慮がされなければならない。

3. 国は，第一項の規定に違反する行為の防止に関する啓発及び知識の普及を図るため，当該行為の防止を図るために必要となる情報の収集，整理及び提供を行うものとする。

第五条（国際的協調） 第一条に規定する社会の実現は，そのための施策が国際社会における取組と密接な関係を有していることに鑑み，国際的協調の下に図られなければならない。

第六条（国及び地方公共団体の責務） 国及び地方公共団体は，第一条に規定する社会の実現を図るため，前三条に定める基本原則（以下「基本原則」という。）にのっとり，障害者の自立及び社会参加の支援等のための施策を総合的かつ計画的に実施する責務を有する。

第七条（国民の理解） 国及び地方公共団体は，基本原則に関する国民の理解を深めるよう必要な施策を講じなければならない。

第八条（国民の責務） 国民は，基本原則にのっとり，第一条に規定する社会の実現に寄与するよう努めなければならない。

第九条（障害者週間） 国民の間に広く基本原則に関する関心と理解を深めるとともに，障害者が社会，経済，文化その他あらゆる分野の活動に参加することを促進するため，障害者週間を設ける。

2. 障害者週間は，十二月三日から十二月九日までの一週間とする。

3. 国及び地方公共団体は，障害者の自立及び社会参加の支援等に関する活動を行う民間の団体等と相互に緊密な連携協力を図りながら，障害者週間の趣旨にふさわしい事業を実施するよう努めなければならない。

第十条（施策の基本方針） 障害者の自立及び社会参加の支援等のための施策は，障害者の性別，年齢，障害の状態及び生活の実態に応じて，かつ，有機的連携の下に総合的に，策定され，及び実施されなければならない。

2. 国及び地方公共団体は，障害者の自立及び社会参加の支援等のための施策を講ずるに当たっては，障害者その他の関係者の意見を聴き，その意見を尊重するよう努めなければならない。

第十一条（障害者基本計画等） 政府は，障害者の自立及び社会参加の支援等のための施策の総合的かつ計画的な推進を図るため，障害者のための施策に関する基本的な計画（以下「障害者基本計画」という。）を策定しなければならない。

2. 都道府県は，障害者基本計画を基本とするとともに，当該都道府県における障害者の状況等を踏まえ，当該都道府県における障害者のための施策に関する基本的な計画（以下「都道府県障害者計画」という。）を策定しなければならない。

3. 市町村は，障害者基本計画及び都道府県障害者計画を基本とするとともに，当該市町村における障害者の状況等を踏まえ，当該市町村における障害者のための施策に関する基本的な計画（以下「市町村障害者計画」という。）を策定しなければならない。

4. 内閣総理大臣は，関係行政機関の長に協議するとともに，障害者政策委員会の意見を聴いて，障害者基本計画の案を作成し，閣議の決定を求めなければならない。

5. 都道府県は，都道府県障害者計画を策定するに当たっては，第三十六条第一項の合議制の機関の意見を聴かなければならない。

6. 市町村は，市町村障害者計画を策定するに当たっては，第三十六条第四項の合議制の機関を設置している場合にあってはその意見を，その他の場合にあっては障害者その他の関係者の意見を聴かなければならない。

7. 政府は，障害者基本計画を策定したときは，これを国会に報告するとともに，その要旨を公表しなければならない。

8. 第二項又は第三項の規定により都道府県障害者計画又は市町村障害者計画が策定されたときは，都道府県知事又は市町村長は，これを当該都道府県の議会又は当該市町村の議会に報告するとともに，その要旨を公表しなければならない。

9. 第四項及び第七項の規定は障害者基本計画の変更について，第五項及び前項の規定は都道府県障害者計画の変更について，第六項及び前項の規

定は市町村障害者計画の変更について準用する。

第十二条（法制上の措置等） 政府は，この法律の目的を達成するため，必要な法制上及び財政上の措置を講じなければならない。

第十三条（年次報告） 政府は，毎年，国会に，障害者のために講じた施策の概況に関する報告書を提出しなければならない。

第二章　障害者の自立及び社会参加の支援等のための基本的施策

第十四条（医療，介護等） 国及び地方公共団体は，障害者が生活機能を回復し，取得し，又は維持するために必要な医療の給付及びリハビリテーションの提供を行うよう必要な施策を講じなければならない。

2.　国及び地方公共団体は，前項に規定する医療及びリハビリテーションの研究，開発及び普及を促進しなければならない。

3.　国及び地方公共団体は，障害者が，その性別，年齢，障害の状態及び生活の実態に応じ，医療，介護，保健，生活支援その他自立のための適切な支援を受けられるよう必要な施策を講じなければならない。

4.　国及び地方公共団体は，第一項及び前項に規定する施策を講ずるために必要な専門的技術職員その他の専門的知識又は技能を有する職員を育成するよう努めなければならない。

5.　国及び地方公共団体は，医療若しくは介護の給付又はリハビリテーションの提供を行うに当たつては，障害者が，可能な限りその身近な場所においてこれらを受けられるよう必要な施策を講ずるものとするほか，その人権を十分に尊重しなければならない。

6.　国及び地方公共団体は，福祉用具及び身体障害者補助犬の給付又は貸与その他障害者が日常生活及び社会生活を営むのに必要な施策を講じなければならない。

7.　国及び地方公共団体は，前項に規定する施策を講ずるために必要な福祉用具の研究及び開発，身体障害者補助犬の育成等を促進しなければならない。

第十五条（年金等） 国及び地方公共団体は，障害者の自立及び生活の安定に資するため，年金，手当等の制度に関し必要な施策を講じなければならない。

第十六条（教育） 国及び地方公共団体は，障害者が，その年齢及び能力に応じ，かつ，その特性を踏まえた十分な教育が受けられるようにするため，可能な限り障害者である児童及び生徒が障害者でない児童及び生徒と共に教育を受けられるよう配慮しつつ，教育の内容及び方法の改善及び充実を図る等必要な施策を講じなければならない。

2.　国及び地方公共団体は，前項の目的を達成するため，障害者である児童及び生徒並びにその保護者に対し十分な情報の提供を行うとともに，可能な限りその意向を尊重しなければならない。

3.　国及び地方公共団体は，障害者である児童及び生徒と障害者でない児童及び生徒との交流及び共同学習を積極的に進めることによつて，その相互理解を促進しなければならない。

4.　国及び地方公共団体は，障害者の教育に関し，調査及び研究並びに人材の確保及び資質の向上，適切な教材等の提供，学校施設の整備その他の環境の整備を促進しなければならない。

第十七条（療育） 国及び地方公共団体は，障害者である子どもが可能な限りその身近な場所において療育その他これに関連する支援を受けられるよう必要な施策を講じなければならない。

2.　国及び地方公共団体は，療育に関し，研究，開発及び普及の促進，専門的知識又は技能を有する職員の育成その他の環境の整備を促進しなければならない。

第十八条（職業相談等） 国及び地方公共団体は，障害者の職業選択の自由を尊重しつつ，障害者がその能力に応じて適切な職業に従事することができるようにするため，障害者の多様な就業の機会を確保するよう努めるとともに，個々の障害者の特性に配慮した職業相談，職業指導，職業訓練及び職業紹介の実施その他必要な施策を講じなければならない。

2.　国及び地方公共団体は，障害者の多様な就業

の機会の確保を図るため，前項に規定する施策に関する調査及び研究を促進しなければならない。

3　国及び地方公共団体は，障害者の地域社会における作業活動の場及び障害者の職業訓練のための施設の拡充を図るため，これに必要な費用の助成その他必要な施策を講じなければならない。

第十九条（雇用の促進等）　国及び地方公共団体は，国及び地方公共団体並びに事業者における障害者の雇用を促進するため，障害者の優先雇用その他の施策を講じなければならない。

2　事業主は，障害者の雇用に関し，その有する能力を正当に評価し，適切な雇用の機会を確保するとともに，個々の障害者の特性に応じた適正な雇用管理を行うことによりその雇用の安定を図るよう努めなければならない。

3　国及び地方公共団体は，障害者を雇用する事業主に対して，障害者の雇用のための経済的負担を軽減し，もつてその雇用の促進及び継続を図るため，障害者が雇用されるのに伴い必要となる施設又は設備の整備等に要する費用の助成その他必要な施策を講じなければならない。

第二十条（住宅の確保）　国及び地方公共団体は，障害者が地域社会において安定した生活を営むことができるようにするため，障害者のための住宅を確保し，及び障害者の日常生活に適するような住宅の整備を促進するよう必要な施策を講じなければならない。

第二十一条（公共的施設のバリアフリー化）　国及び地方公共団体は，障害者の利用の便宜を図ることによつて障害者の自立及び社会参加を支援するため，自ら設置する官公庁施設，交通施設（車両，船舶，航空機等の移動施設を含む。次項において同じ。）その他の公共的施設について，障害者が円滑に利用できるような施設の構造及び設備の整備等の計画的推進を図らなければならない。

2　交通施設その他の公共的施設を設置する事業者は，障害者の利用の便宜を図ることによつて障害者の自立及び社会参加を支援するため，当該公共的施設について，障害者が円滑に利用できるような施設の構造及び設備の整備等の計画的推進に

努めなければならない。

3　国及び地方公共団体は，前二項の規定により行われる公共的施設の構造及び設備の整備等が総合的かつ計画的に推進されるようにするため，必要な施策を講じなければならない。

4　国，地方公共団体及び公共的施設を設置する事業者は，自ら設置する公共的施設を利用する障害者の補助を行う身体障害者補助犬の同伴について障害者の利用の便宜を図らなければならない。

第二十二条（情報の利用におけるバリアフリー化等）　国及び地方公共団体は，障害者が円滑に情報を取得し及び利用し，その意思を表示し，並びに他人との意思疎通を図ることができるようにするため，障害者が利用しやすい電子計算機及びその関連装置その他情報通信機器の普及，電気通信及び放送の役務の利用に関する障害者の利便の増進，障害者に対して情報を提供する施設の整備，障害者の意思疎通を仲介する者の養成及び派遣等が図られるよう必要な施策を講じなければならない。

2　国及び地方公共団体は，災害その他非常の事態の場合に障害者に対しその安全を確保するため必要な情報が迅速かつ的確に伝えられるよう必要な施策を講ずるものとするほか，行政の情報化及び公共分野における情報通信技術の活用の推進に当たつては，障害者の利用の便宜が図られるよう特に配慮しなければならない。

3　電気通信及び放送その他の情報の提供に係る役務の提供並びに電子計算機及びその関連装置その他情報通信機器の製造等を行う事業者は，当該役務の提供又は当該機器の製造等に当たつては，障害者の利用の便宜を図るよう努めなければならない。

第二十三条（相談等）　国及び地方公共団体は，障害者の意思決定の支援に配慮しつつ，障害者及びその家族その他の関係者に対する相談業務，成年後見制度その他の障害者の権利利益の保護等のための施策又は制度が，適切に行われ又は広く利用されるようにしなければならない。

2　国及び地方公共団体は，障害者及びその家族

資料編　　**217**

その他の関係者からの各種の相談に総合的に応ずることができるようにするため，関係機関相互の有機的連携の下に必要な相談体制の整備を図るとともに，障害者の家族に対し，障害者の家族が互いに支え合うための活動の支援その他の支援を適切に行うものとする。

第二十四条（経済的負担の軽減）　国及び地方公共団体は，障害者及び障害者を扶養する者の経済的負担の軽減を図り，又は障害者の自立の促進を図るため，税制上の措置，公共的施設の利用料等の減免その他必要な施策を講じなければならない。

第二十五条（文化的諸条件の整備等）　国及び地方公共団体は，障害者が円滑に文化芸術活動，スポーツ又はレクリエーションを行うことができるようにするため，施設，設備その他の諸条件の整備，文化芸術，スポーツ等に関する活動の助成その他必要な施策を講じなければならない。

第二十六条（防災及び防犯）　国及び地方公共団体は，障害者が地域社会において安全にかつ安心して生活を営むことができるようにするため，障害者の性別，年齢，障害の状態及び生活の実態に応じて，防災及び防犯に関し必要な施策を講じなければならない。

第二十七条（消費者としての障害者の保護）　国及び地方公共団体は，障害者の消費者としての利益の擁護及び増進が図られるようにするため，適切な方法による情報の提供その他必要な施策を講じなければならない。

2　事業者は，障害者の消費者としての利益の擁護及び増進が図られるようにするため，適切な方法による情報の提供等に努めなければならない。

第二十八条（選挙等における配慮）　国及び地方公共団体は，法律又は条例の定めるところにより行われる選挙，国民審査又は投票において，障害者が円滑に投票できるようにするため，投票所の施設又は設備の整備その他必要な施策を講じなければならない。

第二十九条（司法手続における配慮等）　国又は地方公共団体は，障害者が，刑事事件若しくは少年の保護事件に関する手続その他これに準ずる手続の対象となつた場合又は裁判所における民事事件，家事事件若しくは行政事件に関する手続の当事者その他の関係人となつた場合において，障害者がその権利を円滑に行使できるようにするため，個々の障害者の特性に応じた意思疎通の手段を確保するよう配慮するとともに，関係職員に対する研修その他必要な施策を講じなければならない。

第三十条（国際協力）　国は，障害者の自立及び社会参加の支援等のための施策を国際的協調の下に推進するため，外国政府，国際機関又は関係団体等との情報の交換その他必要な施策を講ずるように努めるものとする。

第三章　障害の原因となる傷病の予防に関する基本的施策

第三十一条　国及び地方公共団体は，障害の原因となる傷病及びその予防に関する調査及び研究を促進しなければならない。

2　国及び地方公共団体は，障害の原因となる傷病の予防のため，必要な知識の普及，母子保健等の保健対策の強化，当該傷病の早期発見及び早期治療の推進その他必要な施策を講じなければならない。

3　国及び地方公共団体は，障害の原因となる難病等の予防及び治療が困難であることに鑑み，障害の原因となる難病等の調査及び研究を推進するとともに，難病等に係る障害者に対する施策をきめ細かく推進するよう努めなければならない。

第四章　障害者政策委員会等（以下条文略）

第三十二条（障害者政策委員会の設置）

第三十三条（政策委員会の組織及び運営）

第三十四条

第三十五条

第三十六条（都道府県等における合議制の機関）

附則

執筆者一覧（執筆順）

平野方紹（ひらの まさあき）
元 立教大学コミュニティ福祉学部教授（社会福祉行財政，障害福祉論，公的扶助論）。共著に『社会福祉政策研究の課題——三浦理論の検証』（中央法規出版），主な論文に「障害者差別解消法の意義と課題——成立の経緯と差別解消への期待」『実践成年後見』第66号。

中野加奈子（なかの かなこ）
大谷大学文学部准教授（貧困問題，ソーシャルワーク論）。主な論文に「ホームレス状態に陥った知的障害者のライフコース研究」『佛教大学大学院紀要・社会福祉学研究科篇』第41号，「ソーシャルワークにおける生活史アプローチの可能性」（学位請求論文），「シェルターとは何か——ホームレス状態に陥った人への支援を中心に」大谷大学哲学会『哲學論集』第61号。

植田 章（うえだ あきら）
佛教大学社会福祉学部教授（社会福祉援助論）。主な著書に『知的障害者の加齢と福祉実践の課題——高齢期の暮らしと地域生活支援』『社会福祉援助実践の展開——相談援助の基盤と専門職』（以上，高菅出版），『保護者とかかわるときのきほん——援助のポイントと保育者の専門性』（ちいさいなかま社）ほか。

朝日雅也（あさひ まさや）
埼玉県立大学保健医療福祉学部教授（障害者福祉，職業リハビリテーション）。共編著に『障害者雇用における合理的配慮』（中央経済社），『就労支援』（ミネルヴァ書房），主な論文に「障害者の福祉的就労の課題と展望」『社会福祉研究』第126号。

編者
結城俊哉（ゆうき としや）
立教大学コミュニティ福祉学部教授（障害福祉学，ノーマライ
ゼーション論，福祉文化論）。東日本震災以後の被災地における
コミュニティのリジリエンスとケアの方法についての基盤研究
や，障害者の自己表現活動としてのアール・ブリュットなどの
研究にも取り組む。著書に『ケアのフォークロア——対人援助
の基本原則と展開方法を考える』（高菅出版），『生活理解の方法
——食卓から社会福祉援助実践への展開』（ドメス出版），共編
著に『障害科学の展開3　生活支援の障害福祉学』（明石書店）
ほか。

装幀　森デザイン室
DTP　編集工房一生社

シリーズ 大学生の学びをつくる
共に生きるための障害福祉学入門

2018年3月15日　第1刷発行	定価はカバーに	
2023年1月20日　第3刷発行	表示してあります	

編　者　　　　結 城 俊 哉

発行者　　　　中 川　　進

〒113-0033　東京都文京区本郷2-27-16

発行所　株式会社　大 月 書 店　　印刷　三 晃 印刷
製本　中 永 製 本

電話（代表）03-3813-4651　FAX 03-3813-4656　　振替00130-7-16387
http://www.otsukishoten.co.jp/

©Toshiya Yuki 2018

本書の内容の一部あるいは全部を無断で複写複製（コピー）することは
法律で認められた場合を除き，著作者および出版社の権利の侵害となり
ますので，その場合にはあらかじめ小社あて許諾を求めてください

ISBN978-4-272-41239-6　C0047　　Printed in Japan

生きたかった
相模原障害者殺傷事件が問いかけるもの

藤井克徳・池上洋通
石川満・井上英夫編
Ａ５判一六〇頁
本体一四〇〇円

死の自己決定権のゆくえ
尊厳死・「無益な治療」論・臓器移植

児玉真美著
四六判二三二頁
本体一八〇〇円

人間裁判
朝日茂の手記

朝日訴訟記念事業
実行委員会編
四六判二三二頁
本体一五〇〇円

異質の光
糸賀一雄の魂と思想

高谷清著
四六判三三六頁
本体二三〇〇円

━━大月書店刊━━
価格税別

どんなに障害が重くとも
一九六〇年代・島田療育園の挑戦

明神もと子 著
四六判二六四頁
本体一八〇〇円

認知症とともに生きる私
「絶望」を「希望」に変えた二〇年

Ｃ・ブライデン 著
馬籠久美子 訳
四六判二七二頁
本体二〇〇〇円

認知症になった私が伝えたいこと

佐藤雅彦 著
四六判二〇八頁
本体一六〇〇円

依存症者を治療につなげる
対人援助職のための初期介入入門

水澤都加佐 著
Ａ５判一四四頁
本体一六〇〇円

━━━ 大月書店刊 ━━━
価格税別

シリーズ 大学生の学びをつくる

新版 大学生の学習テクニック
森 靖雄 著
A5判二四〇頁
本体一八〇〇円

〈私〉をひらく社会学
若者のための社会学入門
豊泉周治・鈴木宗徳
伊藤賢一・出口剛司 著
A5判二四〇頁
本体二四〇〇円

ハタチまでに知っておきたい性のこと
橋本紀子・田代
美江子・関口久志 編
A5判二〇〇頁
本体二〇〇〇円

大学生になるってどういうこと?
学習・生活・キャリア形成
植上一希・寺崎
里水・藤野真 著
A5判一九二頁
本体一九〇〇円

―― 大月書店刊 ――
価格税別